乳腺肿瘤整形技术

张远起　张　智　黄胜超　主编

Oncoplastic Breast Surgery

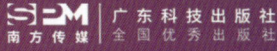

图书在版编目（CIP）数据

乳腺肿瘤整形技术 / 张远起，张智，黄胜超主编. —广州：广东科技出版社，2024.6
ISBN 978-7-5359-8261-2

Ⅰ. ①乳… Ⅱ. ①张… ②张… ③黄… Ⅲ. ①乳腺肿瘤—外科学 ②乳房—整形外科学 Ⅳ. ①R737.9②R655.8

中国国家版本馆CIP数据核字（2024）第014128号

乳腺肿瘤整形技术
Ruxian Zhongliu Zhengxing Jishu

出 版 人：严奉强
责任编辑：黎青青　李二云
装帧设计：友间文化
责任校对：于强强
责任印制：彭海波
出版发行：广东科技出版社
　　　　　（广州市环市东路水荫路11号　邮政编码：510075）
销售热线：020-37607413
https：//www.gdstp.com.cn
E-mail：gdkjbw@nfcb.com.cn
经　　销：广东新华发行集团股份有限公司
印　　刷：广州市彩源印刷有限公司
　　　　　（广州市黄埔区百合三路8号）
规　　格：787 mm×1 092 mm　1/16　印张16　字数320千
版　　次：2024年6月第1版
　　　　　2024年6月第1次印刷
定　　价：168.00元

如发现因印装质量问题影响阅读，请与广东科技出版社印制室联系调换（电话：020-37607272）。

主 编 简 介

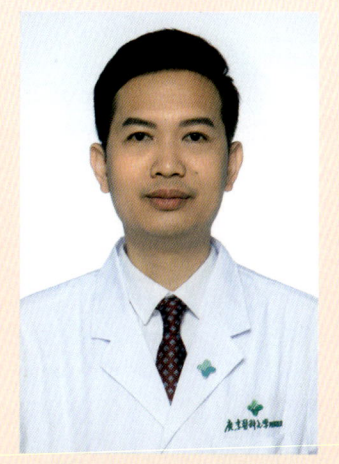

张远起 外科学博士（PhD.），主任医师，硕士研究生导师，博士后合作导师，广东医科大学附属医院乳腺外科学科带头人。

现任广东医科大学附属医院副院长，兼任广东医科大学病理学系主任，广东医科大学附属医院肿瘤医院院长。主持或参与多项国家、省市级科研项目，在《腺体手术》（Gland Surgery）、《印度外科杂志》（Indian J Surg）、《世界临床病例杂志》（WJCC）、《中华内分泌外科杂志》《中华实验外科杂志》《中华普通外科杂志》等专业期刊以第一作者或通讯作者发表论文10多篇。

曾获中国医药教育协会科学技术奖教育创新三等奖、湛江市科技进步奖一等奖各1项。荣获2017年广东省"最美志愿者"称号，2018年"南粤好医生"称号，2018年首届"湛江好医生"称号，2019—2022年乳腺科"岭南名医"称号，2020年度中国乳房重建外科联盟琅琊榜10佳，2022年"广东省医师协会广东医院优秀管理干部"称号，2023年"广东省医疗系统先进个人"称号。2021年作为分享乳房肿瘤整形手术经验的亚洲唯一代表受邀参加英国医学会举办的第9届Webinar on Breast Cancer, Cancer Research & Therapy，2022年率领团队开展华南地区首例达芬奇机器人辅助乳腺癌患者一期背阔肌乳房重建手术。

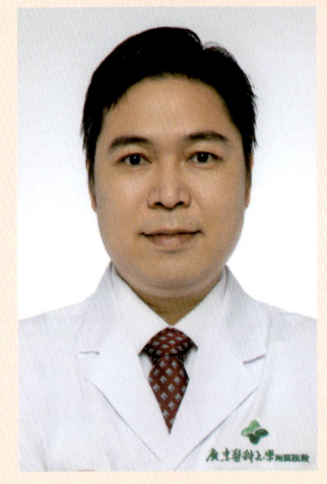

张智 医学博士，主任医师，硕士研究生导师。

现任广东医科大学附属医院副院长。2019年荣获第二届"湛江好医生"、第三届"南粤好医生"称号。主要学术兼职包括：广东省医师协会甲状腺医师分会常务委员，中国医药教育学会甲状腺消融专委会常务委员，广东省医师协会甲状腺医师分会青年学组组长，广东省医师协会甲状腺医师分会第一届腔镜学组副组长，广东省抗癌协会甲状腺癌分会常务委员，广东省临床医学学会甲状腺疾病分会常务委员，广东省药学会甲状腺专业委员会常务委员等。

擅长领域：甲状腺良恶性疾病各种入路的腔镜美容手术治疗，甲状腺功能亢进的综合治疗，原发性及继发性甲状旁腺功能亢进的外科治疗，甲状腺良性肿瘤的热消融治疗等。

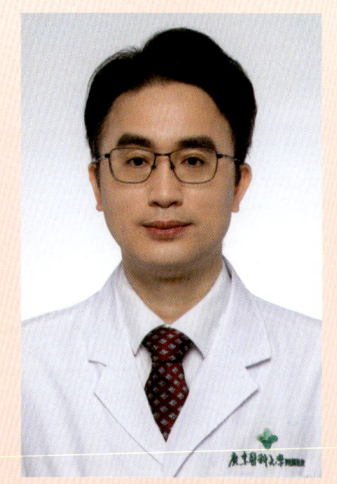

黄胜超 主任医师，硕士研究生导师。

现任广东医科大学附属医院乳腺外科副主任。2019年获中国医师协会举办的"指尖上的艺术"乳腺癌手术视频全国总决赛常规组第一名，2020年获该赛重建组第二名。兼任广东省医疗行业协会乳腺病整形修复管理分会副主任委员，广东省基层医药分会乳腺微创重建专业委员会副主任委员，广东省精准医学应用学会乳腺肿瘤分会副主任委员，广东省抗癌协会肿瘤整形外科专业委员会常务委员，中国整形美容协会乳房精准整复专业委员会青年委员，广东省医学会乳腺病学分会青年委员，广东省医师协会乳腺专科医师分会青年委员，广东省医师协会乳腺专科医师分会外科手术学组委员，广东省中医药学会乳腺病专业委员会委员，湛江市医师协会乳腺专科医师分会副主任委员，湛江市医学会乳腺病学分会常务委员兼秘书。

编委会名单

主　　审	陈小东　李建文
主　　编	张远起　张　智　黄胜超
副 主 编	梁忠铓　邱　璞　徐晓红
编委会成员	陈春燕　陈瑞坤　陈韦彰　陈英毓　陈智丹
	关利平　黄海林　黄妙君　黄任星　黎嘉伦
	刘国庆　罗康维　莫柳东　唐江华　许关麟
	颜泽铭　于　淼　郁丽妍　曾香凝　黄宝怡
	胡翠琳　彭庆颖　施世明
手术图设计	谢　婧

主治医生完成,他们以初学者的角度,从自己的手术实践中整理出每项技术的适应证、禁忌证、手术步骤、手术技巧和注意事项,从而形成一本实用的"乳腺癌肿瘤整形技术手册"。与资深教授的写作风格不同,年轻人的写作更加注重实用性和简洁性,但书中所列举的病例插图、照片仍有进一步提高的空间。

当然,我们必须认识到乳腺肿瘤整形技术的局限性。尽管通过外科手段可以帮助患者基本保留乳房的外形,但并不能完美重现患病前的状态。对于一些较大的肿瘤或局部晚期病例,应通过有效的系统治疗达到降期保乳的目的。术者也需要经过严格的专科培训。另外,肿瘤整形保乳术后的并发症发生率略高于常规保乳。因此,在选择这项技术时,在多学科综合诊疗理念的指导下,医生应该与患者进行充分的沟通和讨论,让他们充分了解手术风险和预期效果。

随着医学技术的不断进步和创新,我们有理由相信乳腺肿瘤整形技术将会得到进一步的发展和完善。例如,随着精准影像技术的引入、材料科学的发展,术者能够更精确地完成肿瘤切除,提高手术的安全性,进一步改善乳房外观,为更多乳腺癌患者带来福音。

复旦大学附属肿瘤医院副院长
药物临床试验机构主任
中国抗癌协会乳腺癌专业委员会主任委员

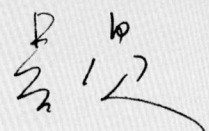

前言
Foreword

乳腺肿瘤整形技术，作为乳腺外科领域的一项重要技术，近年来得到了越来越多的关注和研究。随着乳腺癌发病率的不断上升，传统乳腺癌手术导致乳房的缺失或变形不仅影响了患者的身体形象，更给她们的心理带来了沉重的负担。因此，如何在保证肿瘤治疗效果的同时，尽可能地保留和恢复乳房的外形，成为乳腺外科医生和患者共同关注的问题。

乳腺肿瘤整形技术的出现，为这一问题的解决提供了新的思路和方法。它结合了肿瘤外科和整形外科的技术，通过细致的手术操作和全方位的术后护理，旨在帮助患者恢复乳房外形和身体功能，提高她们的生活质量。

然而，乳腺肿瘤整形技术并非简单的美容手术，它需要在保证肿瘤彻底切除的前提下，进行复杂的瘤腔缺损修复。这就要求医生不仅需要具备丰富的乳腺外科知识，还需要掌握整形外科的技术和美学观念。同时，医生还需要充分了解患者的需求和期望，与患者进行充分的沟通和交流，制订个性化的手术方案。

随着医学技术的不断进步和医疗设备的更新换代，乳腺肿瘤整形技术也得到了不断的完善和创新，例如手术方式的改进、材料的更新，以及术后康复方案的优化，都为患者带来了更好的治疗效果和更高的满意度。

然而，我们也要清醒地认识到，乳腺肿瘤整形技术仍然存在一定的局限性和挑战。对于某些复杂的病例，如肿瘤较大或位置特殊的患者，手术难度和风险都会相应增加。此外，术后并发症的发生也是不可忽视的问题，需要医生进行严密的监测和及时处理。

因此，我们编写此书，旨在为广大乳腺外科医生提供一本全面、系统、实用的"乳腺肿瘤整形技术手册"。本书详细介绍了乳腺肿瘤整形技术的理论知识及各项整形技术的适应证、禁忌证、手术步骤、围手术期管理等方面的知识，并结合丰富的临床案例，对手术技巧和注意事项进行了深入剖析和讲解。同时，我们还特别强调了医生与患者沟通的重要性，希望能够帮助医生更好地了解患者的需求和期望，制订更加个性化的手术方案。

我们相信，随着乳腺肿瘤整形技术的不断发展和完善，越来越多的乳腺癌患者将会受益于这项技术，重获健康和美丽。我们也期待广大乳腺外科医生能够积极学习和掌握这一技术，为患者提供更加优质、高效的医疗服务。

最后，我们要感谢所有为乳腺肿瘤整形技术发展做出贡献的专家和学者，感谢他们为乳腺癌患者带来的希望和福音，也希望本书能够为读者提供有益的参考和启示，共同推动我国乳腺外科事业的进步和发展。

目录 Contents

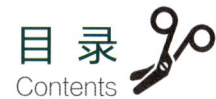

第一章　乳腺癌概论

- 002　第一节　流行病学
- 006　第二节　发病原因
- 008　第三节　病理分型
- 009　第四节　临床表现
- 011　第五节　检查方法
- 014　第六节　治疗手段

第二章　乳腺癌保乳手术概论

- 025　第一节　发展历程及现状
- 027　第二节　手术适应证与禁忌证
- 028　第三节　手术的必要条件及安全性
- 030　第四节　手术病理取材及安全切缘判定
- 032　第五节　手术方式分类及切口选择
- 033　第六节　手术的淋巴结处理
- 034　第七节　术后注意事项

第三章　传统保乳手术的运用

- 040　第一节　概述
- 041　第二节　手术适应证与禁忌证
- 041　第三节　手术评价

042	第四节　手术步骤
045	第五节　手术总结
046	第六节　真实案例

第四章　乳腺肿瘤整形技术概论

053	第一节　概念与起源
054	第二节　手术安全性
056	第三节　手术分类及选择策略
059	第四节　术后美观度评价
059	第五节　围手术期管理
061	第六节　术后并发症及处理措施

第五章　网球拍保乳技术的运用

070	第一节　概述及适用范围
071	第二节　手术评价
071	第三节　术前设计
072	第四节　手术步骤
073	第五节　手术总结
074	第六节　真实案例

第六章　J形保乳技术的运用

083	第一节　概述
083	第二节　手术适应证与禁忌证
084	第三节　手术评价
084	第四节　术前设计
085	第五节　手术步骤
086	第六节　手术技巧

- 087　第七节　手术注意事项
- 087　第八节　手术总结
- 088　第九节　真实案例

第七章　皮肤腺体瓣整体旋转保乳技术的运用

- 095　第一节　概述
- 095　第二节　手术适应证与禁忌证
- 096　第三节　手术评价
- 096　第四节　术前设计
- 098　第五节　手术步骤
- 098　第六节　手术要点
- 099　第七节　手术总结
- 100　第八节　真实案例

第八章　倒T形保乳技术的运用

- 107　第一节　概述
- 107　第二节　手术适应证与禁忌证
- 108　第三节　手术评价
- 109　第四节　术前设计
- 111　第五节　手术步骤
- 112　第六节　手术注意事项
- 113　第七节　手术总结
- 114　第八节　真实案例

第九章　任意皮瓣保乳技术的运用

- 123　第一节　概述
- 123　第二节　手术适应证与禁忌证

124	第三节	手术评价
125	第四节	术前设计
127	第五节	手术总结
128	第六节	真实案例

第十章　A-T形保乳技术的运用

135	第一节	手术概述
135	第二节	手术适应证与禁忌证
136	第三节	手术评价
137	第四节	术前设计
138	第五节	手术步骤
138	第六节	手术要点
139	第七节	手术总结
140	第八节	真实案例

第十一章　Ω形保乳技术的运用

147	第一节	概述
147	第二节	手术适应证与禁忌证
148	第三节	手术评价
148	第四节	术前设计
149	第五节	手术步骤
150	第六节	手术评价
151	第七节	真实案例

第十二章　双环法保乳技术的运用

158	第一节	概述
158	第二节	手术适应证与禁忌证

159	第三节　手术评价
159	第四节　术前设计
160	第五节　手术步骤
161	第六节　手术注意事项
162	第七节　手术总结
164	第八节　真实案例

第十三章　迷你背阔肌肌皮瓣保乳技术的运用

173	第一节　概述
174	第二节　手术适应证与禁忌证
175	第三节　手术评价
176	第四节　手术设计
178	第五节　手术步骤
179	第六节　手术要点
180	第七节　术后并发症的应对措施
181	第八节　围手术期管理
182	第九节　手术总结
183	第十节　真实案例

第十四章　大网膜保乳技术的运用

189	第一节　概述
189	第二节　手术适应证与禁忌证
190	第三节　手术评价
191	第四节　大网膜的局部解剖
193	第五节　手术步骤
196	第六节　手术要点
197	第七节　术后并发症的应对措施

198	第八节	围手术期管理
199	第九节	手术总结
200	第十节	真实案例

第十五章　游离真皮脂肪瓣保乳技术的运用

209	第一节	概述
210	第二节	手术适应证和禁忌证
211	第三节	手术评价
211	第四节	解剖与手术设计
213	第五节	手术步骤
214	第六节	手术要点
215	第七节	术后并发症及其处理
216	第八节	术后管理
216	第九节	手术总结
217	第十节	真实案例

第十六章　侧胸壁穿支皮瓣保乳技术的运用

222	第一节	概述
223	第二节	手术适应证和禁忌证
223	第三节	手术评价
224	第四节	各类型侧胸壁穿支皮瓣技术的概述与手术设计
230	第五节	手术总结
231	第六节	真实案例

Chapter One

第一章

乳腺癌概论

第一节 流行病学

乳腺癌（breast cancer）是指发生于乳房上皮组织的恶性肿瘤，是目前最普遍的女性恶性肿瘤，其发生率占恶性肿瘤的7%～10%。根据国际癌症研究中心（International Agency for Research on Cancer，IARC）发布的GLOBOCAN 2020 数据显示，乳腺癌正式取代肺癌，成为全球最常见的恶性肿瘤。

一、乳腺癌发病率

根据GLOBOCAN 2020最新数据显示，乳腺癌发病率占据世界大部分国家癌症发病率的第一位，全球女性乳腺癌新发2 261 419例，占女性癌症新发数的24.5%，约占全部癌症新发数的11.7%（图1-1，图1-2）。从地

发病顺位	癌种	发病			
		发病数/例	占比/%	粗发病率[①]（1/10万）	世标率（1/10万）
1	乳腺癌	2 261 419	24.5	17.7	13.6
2	结直肠癌	865 630	9.4	15.7	11.2
3	肺癌	770 828	8.4	10.9	7.2
4	宫颈癌	604 127	6.5	8.8	73
5	甲状腺癌	448 915	4.9	6.9	4.9
6	子宫体癌	417 367	4.5	6.9	4.9
7	胃癌	369 580	4	5.7	3.8
8	卵巢癌	313 959	3.4	5.4	3.2
9	肝癌	273 357	3.0	4.4	3.2
10	非霍奇金淋巴瘤	240 201	2.6	36	2.7
	女性合计	9 227 484		238.8	186

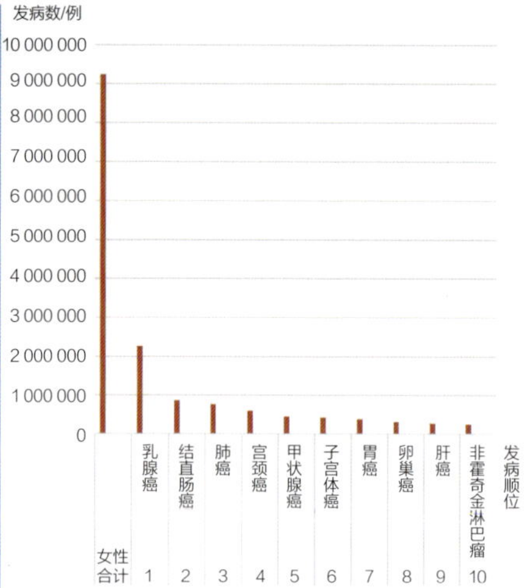

①：粗发病率指某一时间点每1 000人中患某种疾病的人数，包括所有已知没有致死、没有重大伤害或痛苦很小的病例，也包括特定时期内新出现的病例。

图1-1 2020年全球女性前十位癌症发病数据统计

理区域看，澳大利亚/新西兰、西欧、北美洲和北欧的发病率（>80/10万）明显高于中美洲、东非和中非，以及中南亚等地区（<40/10万）（图1-3）。

根据中国癌症中心最新发布的数据统计，2000—2016年，乳腺癌发病率居女性癌症第一位，占所有新发癌症病例的16.72%（30.6万），女性乳腺癌年龄标化发病率为29.05/10万，城市地区乳腺癌年龄标化发病率约

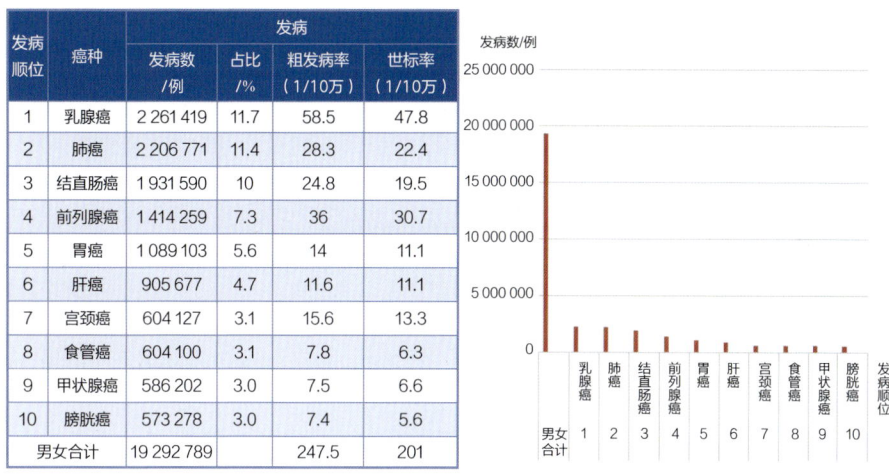

图1-2　2020年全球前十位癌症发病数据统计

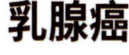

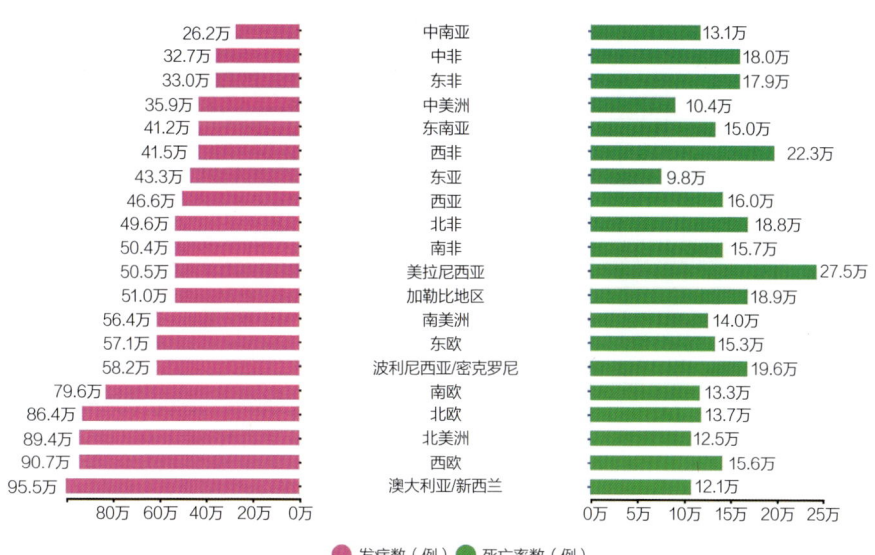

图1-3　2020年世界各地女性乳腺癌发病数及死亡数分布情况

为31.8/10万，农村地区约为23.05/10万。与2014年相比，乳腺癌发病率逐年升高，且农村乳腺癌新发病数呈快速增长的趋势。

广州市女性乳腺癌2004—2011年平均粗发病率为47.81/10万（图1-4），标化发病率为35.81/10万，粗发病率低于上海和北京，但标化发病率高于这2个城市。此外，2004—2011年广州市共报告女性乳腺癌14 279例，粗发病率从2004年的46.29/10万上升到2011年的51.49/10万，增加了5.2/10万；世标率从2004年的36.53/10万上升到2011年的36.75/10万，增加了0.22/10万。

年份	占比/%	粗发病率（1/10万）	中标率（1/10万）	世标率（1/10万）	35~64岁截缩率/%	0~65岁累积率/%	0~74岁累积率/%
2004	18.05	46.29	29.46	36.53	93.84	3.02	3.85
2005	19.12	45.49	28.28	35.1	87.13	2.84	3.79
2006	19.41	47.36	29.35	36.57	90.23	2.92	3.93
2007	18.07	44.68	26.97	33.51	81.93	2.65	3.62
2008	18.96	49.28	29.78	36.76	91.74	3.02	3.95
2009	19.62	46.95	27.81	35.61	84.61	2.79	3.83
2010	21.67	50.42	29.60	36.56	92.82	3.02	3.83
2011	21.55	51.49	29.44	36.75	93.51	3.03	4.03
合计	19.60	47.81	28.84	35.81	89.50	2.91	3.86

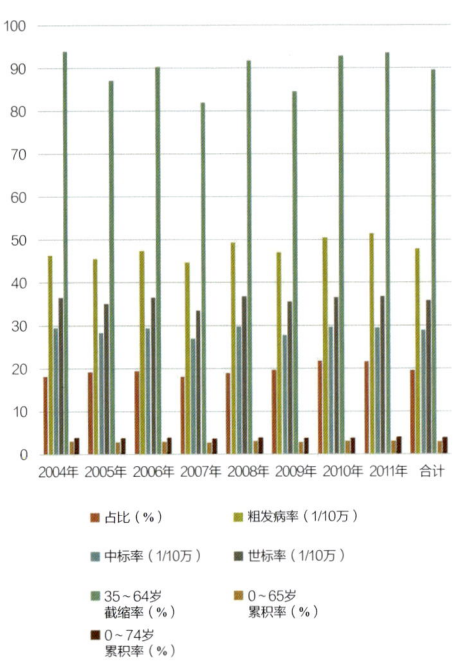

图1-4　2004—2011年广州市女性乳腺癌发病数据统计

我国乳腺癌的平均确诊年龄为45～55岁。据人口统计资料表明，乳腺癌有2个好发年龄段，分别为45～55岁和70～74岁。数据显示，2008年，我国有16.6%的乳腺癌患者发病年龄在65岁或以上（美国为42.6%）；到2030年，我国乳腺癌患者中，预计有27.0%的患者发病年龄在65岁或以上。

二、乳腺癌死亡率

2020年，GLOBOCAN报告显示，乳腺癌居世界绝大部分国家女性恶性肿瘤死因谱的首位。2020年，全球女性癌症死亡总数为4 429 323例，全球女性乳腺癌死亡数为684 996例，占女性癌症死亡总数的15.5%（图1-5）。美拉尼西亚、西非和密克罗尼西亚/波利尼西亚的死亡率最高（>20/10万），而世界其他大多数地区的死亡率为10～15/10万。

我国乳腺癌死亡率则排在女性恶性肿瘤死亡率前五位。2000—2016年，女性乳腺癌年龄标化死亡率为10.62/10万，城市地区乳腺癌年龄标化死亡率约为7.0/10万，农村地区约为5.4/10万。

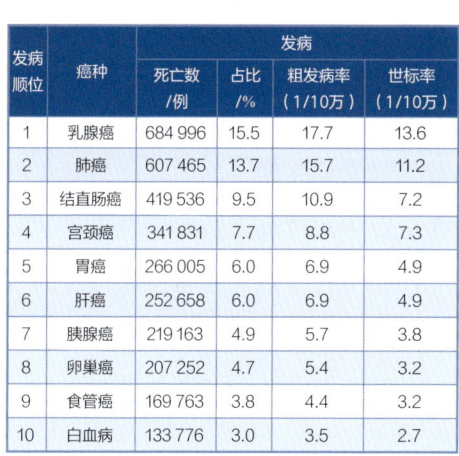
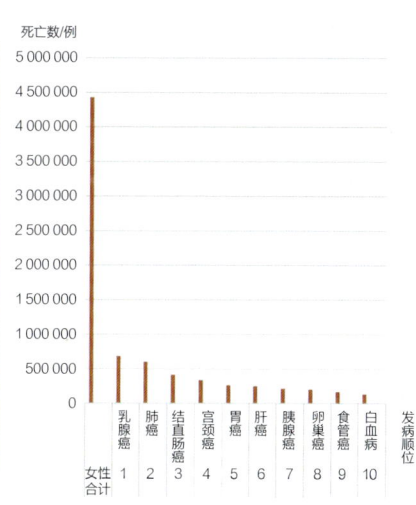

图1-5　2020年全球女性前十位癌症死亡数据统计

第二节 发病原因

随着社会的发展，乳腺癌的发病率和死亡率都在逐年攀升，这可能与人们的生活环境、饮食习惯等有着密不可分的关系。但乳腺癌的发病原因比较复杂，目前认为与以下因素均有一定的相关性。

一、内分泌及激素

乳房是多种内分泌激素的靶器官，尤其是雌酮和雌二醇水平与乳腺癌的发生有直接关联。内源性雌激素属于类固醇激素，雌激素异常升高则会影响乳腺癌的发生。其次，雌激素受体的异常表达会促进乳腺癌的发生及发展。此外，过量补充外源性雌激素也会提高罹患乳腺癌的概率，如长时间口服激素及避孕药等。

二、女性生殖因素

乳腺癌的产生和各种生殖因素有一定的关联性，例如月经初潮年纪小、月经周期短、停经年龄晚、初次生育年纪过晚都是发生乳腺癌的危险因素。流行病学调查显示：未育女性比生育过的女性罹患乳腺癌的可能性大。此外，女性正常妊娠第1胎年龄越小，罹患乳腺癌的概率越低，这种差异性在40岁以后妊娠1胎的女性中有所体现。坚持母乳喂养也可以减少雌激素受体阴性乳腺癌的发生率。

三、生活方式

饮食结构、运动习惯与肥胖都与乳腺癌的发生有关。长期食用高热量食物、运动量少、体脂量增加，均会提高原发性乳腺癌的发病率。每天喝酒的女性，其乳腺癌的发病率也会增加，经常食用富含叶酸、维生素B、核黄素、维生素D和钙质等健康食物的女性，其乳腺癌患病率则会降低。

四、环境因素

环境因素累积所产生的危害对乳腺癌的影响随着年龄增长而增加。国际癌症研究中心已证实苯并芘是人类致癌物。苯并芘广泛存在于多种环境介质中，如烟草、烟雾、汽车内燃机废气、烹饪油烟等，可经皮肤黏膜、呼吸道进入体内，同时具有致癌和致突变的作用。

五、家族史

乳腺癌具有明显的家族聚集倾向性。家族相关聚集性乳腺癌病例占15%~20%，遗传性病例占5%~10%，其中BRCA1和BRCA2种系的致病变异占遗传性乳腺癌的30%以上。目前正在深入研究可能与原发性乳腺癌相关的基因组，有*P53*基因突变、ARID家族基因突变、PIK3CA家族基因突变及NF1家族基因突变等。

六、其他因素

长时间接触电离辐射和有害物质的女性，罹患乳腺癌的风险更高。另外，有研究显示乳腺的良性病变和乳腺癌也有一定的关联性。另有学者认为，乳腺的良性病变可能增加发生乳腺癌的风险。

第三节 病理分型

乳腺癌有多种分型方法，目前国内多采用以下病理分型。

一、非浸润性癌

导管内癌（癌细胞未突破导管壁基底膜）、小叶原位癌（癌细胞未突破末梢乳管或腺泡基底膜）及乳头湿疹样乳腺癌（Paget's carcinoma of the breast）（伴发浸润性癌者不在此列）等属于预后较好的病理类型。

二、浸润性特殊癌

乳头状癌、髓样癌（伴大量淋巴细胞浸润）、小管癌（高分化腺癌）、腺样囊性癌、黏液腺癌、大汗腺癌和鳞状细胞癌等。

三、浸润性非特殊癌

浸润性小叶癌、浸润性导管癌、硬癌、髓样癌（无大量淋巴细胞浸润）、单纯癌、腺癌等是乳腺癌最常见的类型，约占乳腺癌总发病的80%。

四、其他罕见癌

分泌型（幼年性）癌、富脂质癌（分泌脂质癌）、纤维腺瘤癌变、神经内分泌癌、化生性癌和乳头状瘤癌变。

五、特殊型癌

炎性乳腺癌（inflammatory carcinoma of the breast）、副乳腺癌、男性乳腺癌。

第四节
临床表现

一、乳腺肿块

80%的乳腺癌患者以乳腺肿块为首诊表现。患者常无意中发现无痛性乳腺肿块,多为单发,质硬,边缘不规则,表面欠光滑,仅少数患者伴有不同程度的隐痛或刺痛。

二、乳头溢液

非妊娠期出现异常的乳腺溢液,液体性质可为血液、浆液、乳汁和脓液,或停止哺乳半年以上仍有乳汁流出者,称为乳头溢液。引起乳头溢液的原因很多,病变常位于乳腺导管内,常见的疾病有导管内乳头状瘤、乳腺增生、乳腺导管扩张症和乳腺癌。若为单侧单孔血性溢液应进一步检查,伴有乳腺肿块者更应重视。

三、皮肤改变

乳腺癌引起的皮肤改变可呈现多种体征,最常见的是"酒窝征"和"橘皮征"。

"酒窝征"是肿瘤侵犯了连接乳腺皮肤和深层胸肌筋膜的Cooper韧带,使其缩短并失去弹性,牵拉相应部位的皮肤所致。

"橘皮征"是指癌细胞阻塞了淋巴管,导致皮肤水肿并出现橘皮样改变。乳腺癌晚期,其癌细胞沿淋巴管、腺管或纤维组织浸润至皮内并生长,尤其是在主癌灶周围的皮肤形成散在分布的质硬结节,即"皮肤卫星结节"。

四、乳头凹陷

乳头凹陷一般包括先天性和后天性两种。后天发生的乳头凹陷多由乳腺癌或乳头炎性反应等引起乳腺导管及其周围腺体组织被牵拉所致。

五、腋窝淋巴结肿大

乳腺癌患者，初期可出现同侧腋窝淋巴结肿大，肿大的淋巴结质硬、散在、可推动。随着病情发展，淋巴结逐渐融合，并与皮肤和周围组织粘连、固定。部分局部晚期或晚期乳腺癌可在锁骨上和对侧腋窝摸到转移的淋巴结。

另外，隐匿性乳腺癌也是一种以腋窝淋巴结肿大为主要表现的特殊乳腺癌，临床体检及影像学检查（乳腺X线及超声）均未发现乳腺内原发癌。少数病例是在身体其他部位发现乳腺转移癌，而在乳腺找不到原发病灶，其发病率占乳腺癌的0.3%~1.0%。

某些类型乳腺癌的临床表现与一般乳腺癌不同，如炎性乳腺癌和乳头湿疹样乳腺癌。

炎性乳腺癌并不多见，但发展迅速且预后差。炎性乳腺癌有3个特点：①乳房皮肤呈特征性的橘皮样改变，开始时范围比较局限，不久即扩展到乳房大部分皮肤，以皮肤发红、水肿、增厚、粗糙、表面温度升高为主要表现，受累皮肤占乳房皮肤的1/3以上；②皮肤症状进展迅速，多在数周至数月间，不超过1年；③乳腺组织或受累皮肤组织活检，病理诊断为乳腺癌。

乳头湿疹样乳腺癌少见，其恶性程度低，发展慢。常表现为乳头瘙痒、灼热感，往后逐渐出现乳头和乳晕复合体皮肤粗糙、湿疹样糜烂，进而形成溃疡，有时覆盖黄褐色鳞屑样痂皮。部分病例于乳晕区可扪及肿块，较晚可发生腋淋巴结转移。

此外，值得注意的是，药物不能改善的局部乳腺增生、不受月经周期影响的乳腺局限性增厚、女性更年期后又发现乳房增生症状等，都可能是乳房发生肿块之前确诊为乳腺癌的早期线索。

第五节 检查方法

乳腺的基本检查方法如下,详见表1-1。

一、自我检查

乳腺自我检查不仅可以在早期检出乳房肿物,还可以增强女性对乳腺癌的防范意识,如自检发现异常,则需要前往医院行进一步检查。

二、X线检查

乳腺X线检查亦称钼靶,其具有经济实惠、快速便捷和可及性好等优势,可大大提高早期乳腺癌的检出率。乳腺X线检查对微小钙化的显示能力是其他影像学检查方法不可取代的,也是乳腺癌普查的优选方法,尤其是对于脂肪型乳房。然而,乳腺X线对于乳房疾病的诊断仍存在一些不足:①敏感性受腺体密度的影响,尤其是对致密型乳房;②具有放射性辐射;③对于位置较深的病变不容易显示,而导致漏诊。

三、彩超检查

彩超无辐射性,是致密型乳房、孕妇及哺乳期女性乳腺病变的首选检查方法。彩超可以比较直观地了解乳房的各层次解剖学构造,对于区别囊性或实性病灶,动态监视病灶的形态结构和血流信息等具有较高的临床实用价值。但是彩超对检出乳腺疾病的准确率在较大程度上依赖操作者的个人经验和所使用的仪器设备,且对微钙化的表现不佳。

四、超声造影

乳腺超声造影是对普通超声检查的进一步补充，其对肿瘤的血供特点表现得比较全面、直接，可以清晰揭示肿瘤毛细血管的进入途径、空间分布情况，以及其与周边毛细血管之间的关联，从而进一步评估肿块良恶性程度，有助于在临床早期掌握肿块的生物学特征信息，应用前景较为广泛。

五、乳管镜

乳管镜可直接观察到乳房管道内的状况，也有助于直视下动态观察管道内的肿瘤大小，可为患者和医师手术疗法的选择提供支持依据。但是，乳管镜对远端的乳腺管道分支无法深入，因此，乳管镜对周围性导管内乳头状瘤的诊断有一定局限性。在临床实践诊疗工作中，区分乳房溢液的性质，以及决定乳房溢液疾病的治疗手术方式时，乳管镜起到重要的作用。

六、磁共振成像

磁共振成像（magnetic resonance imaging，MRI）技术在发现新病灶，以及判断病灶数量、范围和区分疾病的良恶性程度等方面，显著优于其他影像学检查手段。乳腺MRI联合乳腺X线检查和B型超声检查，是目前最常用的乳腺癌影像学检测的黄金组合。但MRI费用较昂贵，检查时间较长；而且部分恶性病灶与良性病灶之间在显像上容易出现重叠，使得MRI的特异性相对较低，因此可产生假阴性或假阳性的结果。

七、活体组织检查

常用的活体组织检查方法有空芯针穿刺活检术、真空辅助旋切活检系统和细针针吸细胞学检查（fine needle aspiration cytology，FNAC）。前两者的病理诊断准确率高，可达90%～97%；后者的准确率为70%～90%。

表1-1 乳腺疾病检查方法汇总

检查方法	优点	缺点
自我检查	（1）对人体无损伤； （2）方便、快捷； （3）只需初期接受专业人员指导即可进行，不受某些原因和某种特殊心理以及条件所限制	（1）假阳性率非常高，从而导致患者过度焦虑，产生过度医疗行为； （2）乳房自检无法提高乳腺癌早期检出率及患者远期生存率
X线检查	（1）快速便捷； （2）可及性好； （3）经济实惠	（1）敏感性受腺体密度的影响，尤其是对致密型乳房； （2）有放射性辐射； （3）对于位置较深的病变不容易显示，而导致漏诊
彩超检查	（1）无辐射性； （2）可以比较直观地了解乳房的各层解剖构造	（1）准确率较大程度上依赖操作者的个人经验和所使用的仪器设备； （2）对微钙化的表现不佳
超声造影	能更全方位地表现肿块内的毛细血管走行情况和空间分布情况	准确率较大程度上依赖操作者的个人经验和所使用的仪器设备
乳管镜	可直接观察乳房管道内的状况及肿瘤大小	乳管镜无法深入远端的乳腺管道分支
MRI	在发现新病灶，以及判断病灶数量、范围和区分疾病的良恶性程度等方面，显著优于其他影像学检查手段	（1）费用较昂贵，检查时间较长； （2）可产生假阴性或假阳性的结果
活体组织检查	（1）明确结节性质：乳腺活体组织检查通常能够明确肿物的性质，分辨肿物是良性还是恶性； （2）创伤性小：乳腺活检伤口特别小，不会对局部造成太大损伤	细胞扩散：对于一些恶性肿瘤患者，一般通过穿刺活检，可能会导致细胞扩散转移

第六节
治疗手段

乳腺癌采用的是以手术治疗为主的综合治疗策略。早期乳腺癌患者手术治疗是首选。身体状况差、主要脏器有严重病变、年老体弱无法耐受手术者为手术禁忌。

一、手术治疗

(一)保留乳房的乳腺癌切除术

保留乳房的乳腺癌切除术(conservative surgery,以下简称"保乳手术")是指完整切除肿块的同时,保证标本的边缘无瘤细胞浸润,但术后必须行辅助放射治疗(简称"放疗")。主要适用于:临床TNM分期为Ⅰ、Ⅱ期且乳房有适当体积,术后可维持基本外观,以及新辅助化疗后可达到行保乳手术标准的乳腺癌患者。保乳手术的成功与否,主要在于手术切缘是否有肿瘤细胞残留,但在最新的保乳手术指南中,并未对病灶切除范围作常规推荐。

乳腺癌保乳手术具有可以兼顾肿瘤安全性和患者生活质量的优势,最早在20世纪80年代被提出并逐渐发展完善。在中国,从20世纪90年代开始,保乳手术才慢慢作为乳腺癌手术治疗方式被选择与推荐。目前,欧美等发达国家的乳腺癌女性患者行保乳手术的比率可达60%~80%。而最近的一项多中心调查显示,我国女性乳腺癌患者总体保乳手术开展率仅为22%,而早期乳腺癌保乳手术仅占总乳腺癌手术的14.6%,远低于发达国家。所以,我国乳腺癌保乳治疗的普及工作仍然任重道远。

(二)乳房根治术和乳房扩大根治术

乳房根治术(radical mastectomy)指包括对整个乳房,胸大肌,胸小肌，腋窝Ⅰ、Ⅱ、Ⅲ组淋巴结的整块切除术。乳房扩大根治术（extended radical mastectomy）中还须同时摘除胸廓内动静脉及周围肿大淋巴结（即胸骨旁淋巴结）。但此两种术式目前仍较少见于临床。

（三）乳房全切除术

乳房全切除术（total mastectomy）手术范围必须切除整个乳房，包括腋尾部及胸大肌筋膜。该术式适用于原位癌、微小癌及年迈体弱不宜进行根治术者。

（四）乳房改良根治术

乳房改良根治术（modified radical mastectomy）在我国是早期乳腺癌应用最为广泛的乳房根治术方式之一。其切除范围包括：患侧乳房及同侧腋窝淋巴结（保留胸大肌、胸小肌）。主要适用于：①不适宜行保乳手术的早期乳腺癌；②腋窝淋巴结阳性；③临床评价可以行R0切除。

（五）保守性全乳切除术

保守性全乳切除术包括保留乳头乳晕的乳房切除术、保留皮肤的乳房切除术和缩减皮肤的乳房切除术。适用于治疗性和预防性乳腺切除手术，能在一定程度上保留乳房美学相关的重要解剖结构，有助于提高乳房术后的美观度和患者满意度。

（六）乳房重建术

乳房重建最早起源于脂肪重建。1906年，Tanzini第一次用背阔肌进行乳房重建；1963年，Gerow等用硅胶假体进行乳房重建；20世纪80年代初，横形腹直肌肌皮瓣（transverse rectus abdominis myocutaneous flap，TRAM）第一次被用于乳房重建。如今，乳房重建技术在很多欧美国家已广泛开展，而我国乳房重建技术也在日趋成熟。

乳房重建包括假体重建及自体组织重建，自体组织包括带蒂横行腹直肌肌皮瓣、游离横行腹直肌肌皮瓣、大网膜、腹壁下动脉穿支皮瓣、背阔肌肌皮瓣、臀大肌肌皮瓣和臀上动脉穿支皮瓣等。

（七）前哨淋巴结活检术及腋淋巴结清扫术

前哨淋巴结是指乳腺癌病灶引流的第一站淋巴结，可采用示踪剂显示后切除活检，根据前哨淋巴结的病理结果判断腋淋巴结是否有癌细胞转移。临床腋窝淋巴结阴性的乳腺癌患者可先行前哨淋巴结活检术；而临床腋淋巴结阳性的乳腺癌患者应常规行腋淋巴结清扫术（sentinel lymph node biopsy and axillary lymph node dis section），包括Ⅰ、Ⅱ、Ⅲ组腋淋巴结。1993年，Krag等首次提出对临床腋淋巴结阴性的乳腺癌患者可先行前哨淋巴结活检术，可豁免部分患者清扫腋窝淋巴结，从而降低上肢功能障碍的发生率，也让乳腺癌精准外科治疗迈上了一个新的台阶。前哨淋巴结示踪方法主要有染料法（包括蓝色染料法和荧光染料法）、纳米碳法、放射性核素法、超顺磁氧化铁及上述染色剂的联合示踪法。

此外，前哨淋巴结的检出率可能与多种因素有关，染色剂的影响是其中一环，仍需更多研究去探索临床相关因素与前哨淋巴结检出率的关系，而不是单纯地将检出率与示踪剂的选择相关联。

关于腋淋巴结清扫术的选择，ACOSOG Z0011、IBCSG 23-01和EORTC10981-22023 AMAROS等一系列大型研究结果表明：①前哨淋巴结1~2枚阳性、拟接受全乳放疗的保乳术后患者可免除行腋窝淋巴结清扫；②对于临床查体腋窝淋巴结阴性（cN0），但术中前哨淋巴结阳性的早期乳腺癌患者，可尝试以腋淋巴结放疗代替腋窝淋巴结清扫；③在低复发风险、全身治疗规范的前提下，仅有前哨淋巴结微转移的患者可以在不必考虑有无术后放疗的前提下，免除行腋窝淋巴结清扫。

另外，《NCCN乳腺癌临床实践指南》推荐，对于新辅助化疗后的患者，临床查体腋窝淋巴结阴性（cN0）患者在新辅助化疗前后均可接受前哨淋巴结活检术（sentinel lymph node biopsy，SLNB），但临床查体腋窝淋巴结阳性（cN+）患者的SLNB受限于检测技术，因其存在较高的假阴性率而尚存争议。

二、化学治疗

乳腺癌是实体瘤中应用化学治疗（简称"化疗"）最有效的肿瘤之一，化疗在整个治疗中占有重要地位。辅助化疗的指征有：①浸润性肿瘤直径>2.0 cm；②腋窝淋巴结阳性；③激素受体阴性；④人表皮生长因子受体-2（human epidermal growth factor receptor-2，Her-2）阳性；⑤组织学分级为3级。

目前，对于腋淋巴结阴性者是否应用辅助化疗尚有不同意见。化疗方案的制订应综合考虑肿瘤的临床病理学特征、患者身体各方面的评估结果、患者的意愿，以及化疗可能带来的获益或不良反应等。

新辅助化疗是指手术前进行全身药物治疗，主要目的是：①将不可手术的乳腺癌降期为可手术乳腺癌；②将不可保乳的乳腺癌降期为可保乳的乳腺癌；③获得体内药物敏感性的相关信息，从而指导后续治疗，以期改善患者预后。

三、内分泌治疗

内分泌治疗是激素受体阳性乳腺癌患者的一种重要的治疗手段。19世纪末期，苏格兰医师Beatson首次对绝经前乳腺癌患者实施双侧卵巢全切手术治疗，并获得30%的临床缓解率。

1963年，他莫昔芬作为避孕药问世，到1983年首次有研究报道称他莫昔芬可改善术后乳腺癌患者的预后，降低复发转移率及死亡风险。至1986年，他莫昔芬获批成为激素受体阳性乳腺癌患者辅助内分泌治疗的基本药物之一。他莫昔芬是一种选择性雌激素受体（estrogen receptor，ER）调节剂，其与ER结合，从而有效抑制雌激素诱导的癌细胞DNA合成及肿瘤细胞增殖。

20世纪90年代，随着芳香化酶抑制剂的应用，乳腺癌内分泌治疗又迈上一个新台阶。Mouridsen H、Nabholtz JM、Howell等的研究奠定了芳香化酶抑制剂在绝经后乳腺癌患者内分泌治疗中的基础。

2002年，氟维司群经美国食品药品监督管理局（FDA）批准，率先在美国上市。2016年，Robertson等Ⅲ期临床试验结果的公布，使得FDA批准氟维司群成为初治激素受体阳性晚期乳腺癌患者的一线治疗之选。

近年来，科学家通过不断研究，发现了一些新的治疗激素受体阳性的绝经后晚期乳腺癌治疗靶向，并成功上市了PI3K-AKT-mTOR抑制剂（西达本胺、阿培利司）、CDK4/6抑制剂（哌柏西利、阿贝西利）、HDAC抑制剂（阿培利司）等新型内分泌药物。目前，以上新型内分泌药物在激素受体阳性晚期乳腺癌患者中均取得良好的临床效果，也标志着内分泌单药时代走向了精准治疗时代。

四、放射治疗

放疗是乳腺癌术后综合治疗的重要方法之一，可降低乳腺癌局部复发风险，并提高患者生存率。其主要适用于：

（1）接受保乳手术的乳腺癌患者。

（2）根治性手术后患者符合以下任一条件的，应考虑给予术后辅助放疗：①原发肿瘤最大直径＞5.0 cm，或肿瘤侵及乳腺皮肤、胸壁；②腋淋巴结转移≥4枚，或有锁骨上或内乳淋巴结转移；③原发肿瘤分期为T1～T2期，且腋淋巴结转移1～3枚的患者。

（3）局部区域复发后的放疗可根据患者复发部位及既往治疗手段决定，原则上是手术切除肿瘤后进行放疗；若手术无法切除，应先进行放疗，但放疗的具体方案及剂量需由专科医生根据患者情况而定。

五、靶向治疗

靶向治疗是应用于Her-2阳性患者的药物治疗。针对Her-2药物的出现，在乳腺癌治疗史中具有划时代意义。曲妥珠单抗作为全球首个获批上市的抗Her-2乳腺癌靶向药物，其出现极大改善了Her-2阳性乳腺癌患者的转归和预后。

帕妥珠单抗是第二种临床用于治疗HER-2阳性乳腺癌的大分子单克隆抗体药物，机制是阻滞Her-2的异源二聚体化，与曲妥珠单抗具有独特的互补作用。二者联合化疗用于复发高风险的Her-2阳性乳腺癌患者的治疗。

恩美曲妥珠单抗（Tras tuzumabemtansine，TDM1）是一种Her-2靶向

的抗体药物结合物，TDM1结合到Her-2受体的第Ⅳ亚区，经过受体介导的内化和随后的溶酶体降解，导致细胞内释放含有DM1的细胞毒性分解代谢产物。TDM1因其特殊的化学结构，具有相对较强的抗肿瘤杀伤能力，提供了重要的靶向机制作用，给患者带来了极大的临床获益。

小分子酪氨酸激酶抑制剂（tyrosine kinase inhibitor，TKI）拉帕替尼是首个被批准用于治疗Her-2阳性晚期乳腺癌的药物。与大分子单克隆抗体相比，拉帕替尼具有可通过血脑屏障的优势，可有效治疗脑转移。现获批的TKI还有奈拉替尼、图卡替尼和吡咯替尼等。

随着临床上不断涌现出新的Her-2靶向治疗药物及治疗方案，这也预示着乳腺癌Her-2靶向治疗将会迎来一个百花齐放的盛会。

六、免疫治疗

人体免疫系统与癌细胞之间的相互作用是一个复杂且不断变化的过程。到目前为止，乳腺癌免疫治疗反应的相关预测因子包括程序性死亡受体配体1（programmed death-ligand 1，PD-L1）状态、肿瘤突变负荷（tumor mutation burden，TMB）和肿瘤浸润淋巴细胞（tumor infiltrating lymphocytes，TILs）。虽然，免疫治疗是当今时代的热点话题，但更多的成功数据集中于三阴型乳腺癌，而在其他分型乳腺癌中，免疫治疗的效果有待进一步探索。

参考文献

[1] MLIIER D, NOGUERIRA L, MARIOTTO B, et al.Cancer treatment and survivorship statistics[J].CA Cancer J Clin, 2019, 69（5）: 363.

[2] SUNG H, FRELAY J, SIEGEL L, et al.Global cancer statistics 2020: GLOBOCAN estimates of incidence and mortality worldwide for 36 cancers in 185 countries[J].CA Cancer J Clin, 2021, 71（3）: 209-249.

[3] ARNOLD M, MORGAN E, RUMGAY H, et al.Current and future burden of breast cancer: global statistics for 2020 and 2040[J].Breast, 2022, 66: 15-23.

[4] CHEN W, ZHENG R, BAADE P D, et al.Cancer statistics in China, 2015[J].JCA Cancer J Clin, 2016, 66（2）: 115-132.

[5] 宋韶芳, 李科, 林国桢, 等.广州市2004—2011年女性乳腺癌发病流行趋势分析[J].华南预防医学, 2016, 42（5）: 413-416.

[6] LEI S, ZHENG R, ZHANG S, et al.Global patterns of breast cancer incidence and mortality: a population-based cancer registry data analysis from 2000 to 2020[J].Cancer Communications, 2021, 41（11）: 1183-1194.

[7] 郑方超, 袁芃.雌激素受体低表达乳腺癌的研究进展[J].中国肿瘤临床, 2022, 49（11）: 588-592.

[8] SANCHO H, COLONNA M.Épidémiologie des cancers du sein[J].La Presse Médicale, 2019, 48（10）: 1076-1084.

[9] 张雪, 董晓平, 管雅喆, 等.女性乳腺癌流行病学趋势及危险因素研究进展[J].肿瘤防治研究, 2021, 48（1）: 87-92.

[10] 何红梅, 弥曼, 李雪萍, 等.乳腺癌的危险因素研究进展[J].中国妇幼健康研究, 2016, 27（1）: 126-128.

[11] AHERN P, BROE A, LASH L, et al.Phthalate exposure and breast cancer incidence: a Danish nationwide cohort study[J].J Clin Oncol, 2019, 37（21）: 1800-1809.

[12] 郭仲甫, 翟志伟, 李文倩, 等.隐匿性乳腺癌的研究进展[J].现代肿瘤医学, 2018, 26（9）: 1473-1476.

[13] 高卫奇, 沈坤炜.炎性乳腺癌诊断及综合治疗原则[J].中国实用外科杂志, 2013, 33（3）: 178-180.

[14] 马玲, 束永前.空芯针穿刺活检术在乳腺癌诊断中的应用[J].江苏医药, 2016, 42（6）: 660-662.

[15] 宋尔卫, 陈凯, 刘萌华, 等.中国早期乳腺癌保乳手术临床实践指南（2022版）[J].中国实用外科杂志, 2022, 42（2）: 132-136.

[16] FAN L, STRASSER K, LI J, et al.Breast cancer in China[J].Lancet Oncol, 2014, 15（7）: e279-e289.

[17] DEL R, PONTI A. Quality indicators in breast cancer care[J].Eur J Cancer, 2010, 46(13): 2344-2356.

[18] YANG B, REN G, SONG E, et al.Current status and factors influencing surgical options for breast cancer in China: a nationwide cross-sectional survey of 110 hospitals [J].oncologist, 2020, 25(10): e1473-e1480.

[19] YU X, SHI P, TIAN S, et al.A multi-center investigation of breast-conserving surgery based on data from the Chinese society of breast surgery (CSBrS-005) [J].Chin Med J (Engl), 2020, 133(22): 2660-2664.

[20] 焦得闯,刘真真,刘荫华.中国乳腺癌改良根治术临床实践指南(2022版)[J].中国实用外科杂志,2022,42(2): 128-131.

[21] 中国抗癌协会乳腺癌专业委员会,中国医师协会外科医师分会乳腺外科医师委员会,上海市抗癌协会乳腺癌专业委员会.乳腺肿瘤整形与乳房重建专家共识(2022年版)[J].中国癌症杂志,2022,32(9): 836-924

[22] GRIFFITHS W.Plastic surgery outpatient andit: principles and practice of "consultant only" clinics[J].Br J Plast Surg, 1990, 43(6): 735-741.

[23] GEROW J, SPIRA M, HARDY B.Plastic surgery applications of synthetic implants[J].Med Instrum, 1973, 7(2): 96.

[24] GIULIANO E, MCCALL L, BEITSCH P, et al.Locoregional recurrence after sentinel lymph node dissection with or without axillary dissection in patients with sentinel lymph node metastases: the American College of Surgeons Oncology Group Z0011 randomized trial[J].Ann Surg, 2010, 252(3): 426-432.

[25] GALIMBERTI V, COLE F, ZURRIDA S, et al.International Breast Cancer Study Group Trial 23-01 investigators.Axillary dissection versus no axillary dissection in patients with sentinel-node micrometastases (IBCSG 23-01): a phase 3 randomised controlled trial[J].Lancet Oncol, 2013, 14(4): 297-305.

[26] DONKER M, TIENHOVEN G, STRAVER E, et al.Radiotherapy or surgery of the axilla after a positive sentinel node in breast cancer (EORTC 10981-22023 AMAROS): a randomised, multicentre, open-label, phase 3 non-inferiority trial[J].Lancet Oncol, 2014, 15(12): 1303-1310.

[27] 吴爽,孙晓,丛斌斌,等.乳腺癌前哨淋巴结活检示踪剂研究进展[J].中国癌症杂志,2019,29(7): 540-544.

[28] GRADISHAR J, ANDERSON B, BALASSANIAN R, et al.Breast cancer version 2.2015[J].J Natl Compr Canc Netw, 2015, 13(4): 448-475.

[29] 中国临床肿瘤学会指南工作委员会.中国临床肿瘤学会(CSCO)乳腺癌诊疗指南(2021)[M].北京:人民卫生出版社,2021.

[30] TAMIRISA N, HUNT K.Neoadjuvant chemotherapy, endocrine therapy, and targeted therapy for breast cancer: ASCO guideline[J].Ann Surg Oncol,

2022, 29（3）：1489-1492.

[31]SMITH D C.Sir George thomas beatson[J].Endocrine Related Cancer, 1997, 4（3）：221-222.

[32]FISHMAN J.Controlled trial of tamoxifen as adjuvant agent in management of early breast cancer. Interim analysis at four years by Nolvadex Adjuvant Trial Organisation[J].Lancet, 1985, 1（8433）：836-840.

[33]MOURIDSEN H, GERSHANOVICH M, SUN Y, et al.Superior efficacy of letrozole versus tamoxifen as first-line therapy for postmenopausal women with advanced breast cancer: results of a phase III study of the International Letrozole Breast Cancer Group[J].J Clin Oncol, 2001, 19（10）：2596-2606.

[34]NABHOLTZ M, BUZDAR A, POLLAK M, et al.Anastrozole is superior to tamoxifen as first-line therapy for advanced breast cancer in postmenopausal women: results of a North American multicenter randomized trial.Arimidex Study Group[J].J Clin Oncol, 2000, 18（22）：3758-3767.

[35]HOWELL A, CUZICK J, BAUM M, et al. Results of the ATAC（Arimidex, Tamoxifen, Alone or in Combination）trial after completion of 5 years' adjuvant treatment for breast cancer[J].Lancet, 2005, 365（9453）：60-62.

[36]ROBERTSON F, BONDARENKO M, TRISHKINA E, et al. Fulvestrant 500 mg versus anastrozole 1 mg for hormone receptor-positive advanced breast cancer（FALCON）: an international, randomised, double-blind, phase 3 trial[J]. Lancet, 2016, 388（10063）：2997-3005.

[37]中国抗癌协会乳腺癌专业委员会.中国抗癌协会乳腺癌诊治指南与规范（2021年版）[J].中国癌症杂志，2021，31（10）：954-1040.

[38]KREUTZFELDT J, ROZEBOOM B, DEY N, et al.The trastuzumab era: current and upcoming targeted HER2+ breast cancer therapies[J].Am J Cancer Res, 2020, 10（4）：1045-1067.

[39]MATTOS L, CORTES J.Use of pertuzumab for the treatment of HER2-positive metastatic breast cancer[J].Adv Ther, 2013, 30（7）：645-658.

[40]JUNTTILA T, LI G, PARSONS K, et al.Trastuzumab-DM1（TDM1）retains all the mechanisms of action of trastuzumab and efficiently inhibits growth of lapatinib insensitive breast cancer[J].Breast Cancer Res Treat, 2011, 128（2）：347-356.

[41]GEYER E, FORSTER J, LINDQUIST D, et al.Lapatinib plus capecitabine for HER2-positive advanced breast cancer [J].N Engl J Med, 2006, 355（26）：2733-2743.

[42]KOURIE R, CHAIX M, GOMBOS A, et al. Pharmacodynamics, pharmacokinetics and clinical efficacy of neratinib in HER2-positive breast

cancer and breast cancer with HER2 mutations[J].Expert Opin Drug Metab Toxicol, 2016, 12（8）：947-957.

[43]MOULDER S L, BORGES F, BAETZ T, et al. Phase I study of ONT-380, a HER2 inhibitor, in patients with HER2+ advanced solid tumors, with an expansion cohort in HER2+ metastatic（MBC）[J].Clin Cancer Res, 2017, 23（14）：3529-3536.

[44]LI X, YANG C, WAN H, et al.Discovery and development of pyrotinib：a novel irreversible EGFR/HER2 dual tyrosine kinase inhibitor with favorable safety profiles for the treatment of breast cancer[J].Eur J Pharm Sci, 2017, 110：51-61.

[45]ALEXANDROV B, NIK-ZAINAL S, WEDGE C, et al. Signatures of mutational processes in human cancer[J]. Nature, 2013, 500（7463）：415-421.

[46]MITTENDORF A, PHILIPS A, MERIC-BERNSTAM F, et al. PD-L1 expression in triple-negative breast cancer[J].Cancer Immunol Res, 2014, 2（4）：361-370.

[47]ALEXANDROV L B, NIK-ZAINAL S, WEDGE D C, et al.Signatures of mutational processes in human cancer[J].Nature, 2013, 500（7463）：415-421.

[48]AIERKEN N, SHI J, ZHOU Y, et al.High PD-L1 Expression is closely associated with tumor-infiltrating lymphocytes and leads to good clinical outcomes in Chinese triple negative breast cancer patients[J].Int J Biol Sci, 2017, 13（9）：1172-1179.

（编者：黄海林　审校：梁忠铿）

第二章
乳腺癌保乳手术概论

第一节
发展历程及现状

乳腺癌的手术治疗在经历了原始时代、19世纪末Halsted开启的乳腺癌根治术时代，到20世纪50年代的扩大根治术、超根治术时代，再到后来的改良根治术时代后，开始有学者发现，随着手术范围的扩大，患者的生存率并无明显改善。20世纪70年代初，美国匹兹堡大学Fisher等学者大胆提出Alternative假说，即乳腺癌是一种全身性疾病，其肿瘤细胞的扩散是无序的，早期也可通过血液播散至全身（图2-1），并在1971年开展NSABP-04试验。该试验共纳入1 159例淋巴结阴性的早期乳腺癌患者，将其随机分为3组，分别接受根治性乳房切除术、全乳房切除术+局部放疗和单纯乳房切除术。经过平均36个月的随访后，发现这些患者的生存率并无显著差异，这为Alternative假说提供了有力的理论支持。

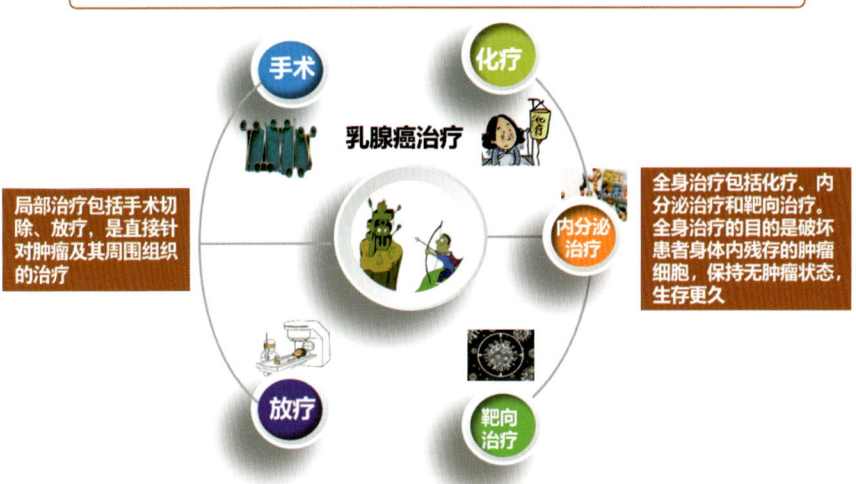

图2-1　乳腺癌是一种全身性疾病假说

随后，Fisher等开展的NSABPB-06临床研究、意大利米兰癌症研究所的Milan试验、丹麦乳腺癌研究组开展的DBCG-82TM临床研究以及一项多中心的EORTC10801临床研究长期随访结果，均表明保乳手术与乳腺癌根治术或改良根治术相比，总生存期（overall survival，OS）无明显差异，而且经过保乳手术的患者获得了良好的乳腺外形，其生活质量得到明显提高。基于多项、多中心、大样本的回顾性及随机对照临床研究结果（图2-2），美国国立卫生研究院（National Institutes of Health，NIH）共识会议在1990年提出推荐保乳手术作为早、中期乳腺癌患者的首选治疗方法。至此，保乳手术正式走向国际舞台，并在半个世纪以来得到极大发展。

目前，美国的保乳率为50%～70%，欧洲乳腺癌专科协会统计显示其保乳率约为80%；而在日本，也有超过40%的早期乳腺癌患者选择行保乳手术。相较而言，当前我国保乳治疗率较低，2020年一项针对全国110家医院的横断面调查数据显示，保乳手术仅占所有乳腺癌手术的22%。在发达城市的大型临床研究中心，保乳率相对较高，接近发达国家水平，而在基层地区，甚至不足10%。

然而，在近年来的临床实践中，乳腺癌保乳手术并未呈现理想中的增长趋势。一项针对美国早期乳腺癌患者手术方式占比的回顾性研究显示，接受乳房切除术的早期乳腺癌（T0～2、N0～2、M0）女性的比例从1998年的34.3%增加到2011年的37.8%，相对应的保乳率降低了约10%。究其原因，可能有以下几个方面：①由于保乳手术进入临床几十年来，

研究名称	放疗部位	死亡数/病例数		相对危险度和可信区间	风险降低±标准误
		乳房切除术	保乳手术+放疗		
Villejuif Paris	AF+IMC±BW	27/91	20/88		
INT Milan I	BW+AF+IMC	106/349	106/352		
NSABP B-06	BW	240/713	241/731		
IT' Naples	BW+AF+IMC	26/170	20/170		
NCI Bethesda	BW±IMC	17/123	16/126		
EORTC 10801	Bw	89/436	108/466		
CRCUK	不统一	13/71	15/74		
DBCG 82TM	BW±(AF+IMC)	35/429	36/430		
BMFT 01 Germany	AF+IMC±BW	2/41	3/31		
合计		555/2 423 (22.9%)	565/2 468 (22.9%)		-2%±1

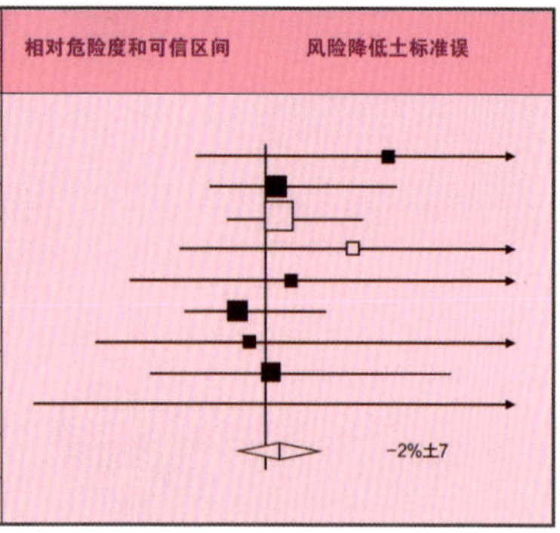

AF：腋窝或锁骨上窝。IMC：内乳区淋巴链。BW：乳房或胸壁。

图2-2 保乳手术与全乳房切除手术的安全性对比

外科医生通过回顾性分析相关数据，对其有了更清晰的认识及理解，对保乳手术适应证的把控上更为严格；②保乳手术术后放疗的高额费用，并发症，部分医生及患者对肿瘤局部复发和转移的顾虑；③乳腺癌易感基因的发现及其检测技术的迅速发展。

但是，临床研究数据带来这种理性思考的同时，也不乏数据显示，在严格掌握适应证的情况下，保乳手术完全能达到与全乳切除手术相似的总生存率。2016年，Maaren等发表在 *Lancet Oncology* 的一项纳入约40 000例乳腺癌患者的大型研究结果表明：早期乳腺癌行保乳手术联合术后放疗的总生存率与行全乳切除术相当，甚至显现出比全乳切除术更好的长期生存获益。

第二节 手术适应证与禁忌证

一、适应证

（1）早期乳腺癌（临床Ⅰ、Ⅱ期）。

（2）部分Ⅲ期乳腺癌。

（3）Ⅲ期乳腺癌经新辅助治疗肿瘤降期后，评估符合保乳手术标准的乳腺癌患者。

二、相对禁忌证

（1）难以耐受放疗，如硬皮病、活动性结缔组织病，特别是胶原血管疾病或系统性红斑狼疮患者。

（2）有同侧胸壁或乳腺放疗史者。

（3）肿瘤与乳房体积比值不当，或肿瘤直径较大（>5.0 cm）等。

（4）多中心病灶。

（5）肿瘤侵犯乳头（如Paget病）。

（6）已知有较强的乳腺癌基因遗传易感性（如$BRCA1/2$基因突变），行保乳手术术后复发风险较高者。

三、绝对禁忌证

（1）炎性乳腺癌患者。

（2）弥漫分布的恶性特征钙化灶。

（3）肿瘤经局部广泛切除后切缘病理示阳性，再次切除后仍不能保证切缘病理阴性者。

（4）病变范围广，难以达到切缘阴性或良好的乳房外形者。

（5）拒绝行保乳手术者。

第三节 手术的必要条件及安全性

一、必要条件

（1）开展保乳手术的医疗卫生单位应该具备多学科协作的能力（如外科、病理科、影像诊断科、放疗科和内科）及相关的技术和设备条件支持，并有健全的随访制度。

（2）患者在充分了解乳腺癌各种治疗方案的优缺点，并被明确告知保乳手术风险后仍坚决要求行保乳治疗。

（3）患者接受保乳治疗后，能严格遵医嘱行术后放疗及按期影像学随访，如乳腺彩超、钼靶、MRI检查等。

二、安全性

乳腺癌保乳手术与改良根治术各有其优缺点（图2-3）。

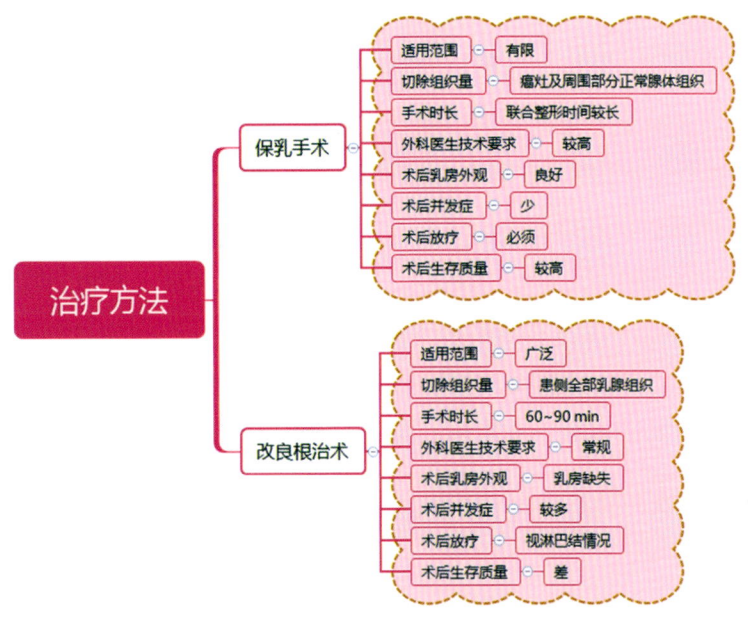

图2-3 乳腺癌保乳手术与改良根治术对比

虽然，至今为止尚没有大规模前瞻性临床试验支持，但也有大样本临床回顾性研究显示，保乳手术在保留大部分乳房组织的同时可以提高患者术后生存质量，减少手术并发症，缩短住院时间，并获得与改良根治术相近甚至更高的生存率。NSABP B-06研究纳入1 851例Ⅰ、Ⅱ期乳腺癌患者，随机分为全乳切除术、单纯保乳手术，以及保乳手术联合全乳放疗3组，术后20年长期随访结果显示接受保乳手术联合全乳放疗与接受全乳切除术患者的无病生存期（disease-free survival，DFS）、无远处转移生存期和总生存期（OS）差异无统计学意义。同时期的Milan Ⅰ研究纳入701例肿瘤直径＜2.0 cm的早期乳腺癌患者，随机分为乳腺癌全乳切除术组和保乳手术联合全乳放疗组，随访20年结果显示，尽管累计局部复发风险在保乳手术联合全乳放疗组患者（8.8%）中高于全乳切除术组患者（2.3%），但两组OS差异无统计学意义。1980—1986年，在英国、荷兰、比利时和南非的8个试验中心也开展了一项EORTC 10801试验。该试验比较了肿瘤直径≤5.0 cm、腋淋巴结阳性或阴性的乳腺癌患者行保乳手术与改良根治术之间的差异，共入组868例患者，其中80%患者的乳腺肿物直径在2.1~5.0 cm，保乳手术组实施乳腺肿瘤切除术+腋淋巴结清扫术及术后辅助放疗，结果显示两组间总生存率和远处转移的时间无差别，但是保乳手术组患者的心理评估和美容效果均优于改良根治术组患者；随访22.1年发现，保乳患者的局部复发率虽有增高，但两组间总生存率和远处转移率差异无统计学意义；不同的年龄组之间的总生存率均无差别；该研究最终结论表明保乳+放疗可作为任何年龄Ⅰ期和Ⅱ期乳腺癌（肿块直径≤5.0 cm）患者的标准治疗方法。

总体而言，大量循证医学证据证实早期乳腺癌患者接受保乳手术联合全乳放疗的安全性与乳房切除术基本相当，可作为早、中期乳腺癌患者的首要推荐治疗方式之一。

第四节 手术病理取材及安全切缘判定

切缘阴性是保乳治疗成功的关键，保乳手术切缘病理取材方法和切缘病理诊断对切缘判定结果有着直接的影响。现如今，对保乳手术的切缘病理取材方法及病理诊断尚无统一标准。

一、手术病理取材

保乳标本切缘取材主要有2种方法：垂直切缘放射状取材和切缘离断取材。2种切缘取材方法各有其优缺点。垂直切缘放射状取材（图2-4）：根据手术医师对保乳标本做出的方位标记，垂直于基底，将标木平行切成多个薄片（一般间隔0.5 cm），观察每个切面的情况。描述肿瘤大小、所在位置及肿瘤距各切缘的距离。取材时，将大体离肿瘤较近处的切缘与肿瘤一起全部取材，大体离肿瘤较远处的切缘抽样取材，镜下观察时准确测量切缘与肿瘤之间的距离。优点是能正确测量病变与切

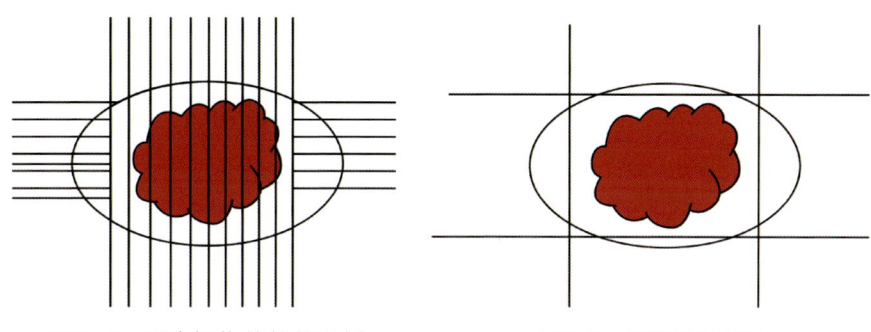

图2-4 垂直切缘放射状取材　　　　图2-5 切缘离断取材

缘的距离，缺点是工作量较大，且对大体离肿瘤较远的切缘只能抽样取材。切缘离断取材（图2-5）：将瘤腔四侧切缘（3、6、9、12点方向）表面及基底处切缘组织离断，离断的切缘组织充分取材，镜下观察切缘的侵犯情况。优点是取材量较少，能通过相对较少的切片对所有切缘情况进行镜下观察，缺点是不能准确测量病变与各切缘之间的距离。

实际临床工作中，保乳手术标本多进行术中切缘冰冻病理判断。而国内多数医院为选择性取材，如对保乳手术标本四周取材或在保乳手术残腔随机性切取4~6块腔周的边缘组织送术中冰冻病理检查，优点是取材少、时间短，可在一定程度上反映保乳手术切缘情况，缺点是不能全面反映整个腔周切缘情况，存在漏诊或者假阴性的可能。

二、手术安全切缘判定

保乳手术的切缘状况直接影响乳腺癌患者的预后。切缘阳性则表明残腔内有癌细胞残留，将导致术后局部复发和远处转移率增高。因此，乳腺癌保乳手术自开展以来，切缘阴性的界定标准一直是国内外研究者讨论的热点。2014年，国际共识将"墨汁染色切缘无肿瘤（no ink on tumor）"作为Ⅰ、Ⅱ期浸润性导管癌的切缘阴性标准，肿瘤距墨汁染色边缘宽度≥0.2 cm作为导管原位癌的切缘阴性标准，切缘阳性则指在横切处或墨汁染色边缘存在癌细胞（无论浸润性导管癌或导管原位癌）。中国抗癌协会指南中亦沿用了此项标准。

注：经过新辅助治疗后选择进行保乳手术的患者，推荐术前进行彩超、MRI或X线定位或加予定位针锚定，由经验丰富的多学科协作团队根据现有病灶位置选择合适的保乳方式。新辅助化疗期间密切观察原发病灶大小，在病灶完全消失前，于超声引导下将标记定位针置入癌灶，保证即使随着继续化疗病灶完全消失的情况下，仍可根据定位针的位点确定病灶所在位置，并以此为中心取切缘，从而可以在新辅助化疗后无法辨别目标病灶的情况下顺利进行保乳手术。

第五节 手术方式分类及切口选择

一、手术方式分类

手术方式可分为传统保乳手术和保乳整形手术。传统保乳手术指切除肿瘤及周围部分正常腺体后直接拉拢残余腺体。保乳整形手术指将整形技术应用到传统保乳手术中，让患者切除肿瘤的同时也能获得良好的乳房外形。Clough等通过预估乳房腺体组织切除范围，将保乳整形手术分为以下三种类型：Ⅰ型，切除腺体组织<20%，可简易经过游离残留腺体组织修复乳房外形；Ⅱ型，切除腺体组织20%~50%，则需要经过容量移位法修复乳房外形，且位于不同象限的病灶需采取不同的切口及技术；Ⅲ型，切除腺体组织>50%，需要通过乳房容量法获得良好的乳房外观。保乳整形手术方式主要分为容量移位和容量替代两类。前者通过游离肿物周围正常的乳腺组织，通过旋转、提拉、悬吊等方式对乳房组织进行重新排列，从而填充肿物残腔，对乳房进行重新塑形；后者是指采取除乳房腺体之外的自体组织填充残腔，以达到美学效果，包括邻近组织转移替代（如侧胸壁穿支皮瓣、背阔肌肌皮瓣等）或远处组织转移替代（如腹壁脂肪筋膜瓣、大网膜等）。

二、手术方式选择

外科医生根据患者肿瘤的位置分布及对肿瘤切除后残腔容量及形状的预测，制订合适的乳腺癌整形保乳术手术方式。目前临床上采用的手术方式主要有：Ω式乳房成形术、倒T形乳房成形术、双环法肿瘤切除乳房成形术、网球拍乳房成形术、J形乳房成形术、胸外侧穿支皮瓣转移修复术、带蒂皮瓣保乳重建术、游离大网膜保乳重建术等，见图2-6。

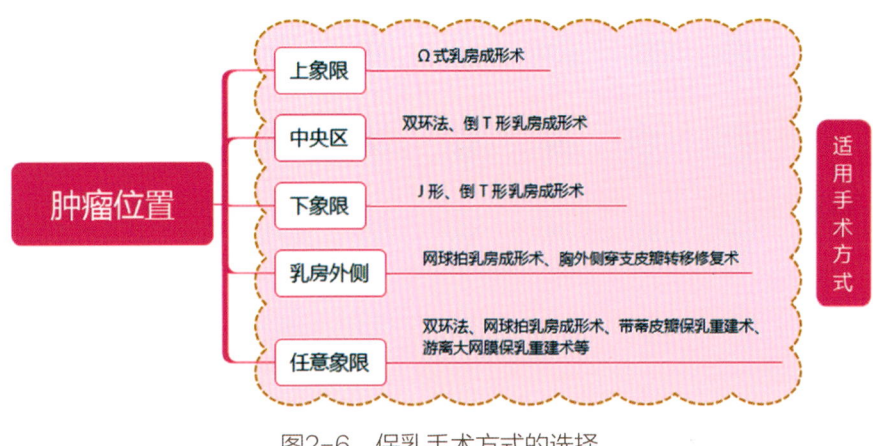

图2-6 保乳手术方式的选择

第六节 手术的淋巴结处理

一、前哨淋巴结活检术

前哨淋巴结是指原发肿瘤发生淋巴转移必经的第一站淋巴结。20世纪90年代以来，对于早期乳腺癌且腋淋巴结临床阴性患者，多选择保乳加前哨淋巴结活检术（sentinel lymph node biopsy，SLNB）。众所周知，乳腺癌SLNB是一项有效评估腋窝淋巴结分期和病理学状态的活检技术。对于前哨淋巴结阳性的患者，可予腋窝淋巴结清扫术（axillary lymph node dissection，ALND）进一步处理，前哨淋巴结活检术阴性患者则可豁免行

ALND，从而减少手术后所致的上肢淋巴水肿、腋窝神经损伤等并发症，大大改善患者的生活质量。

二、腋窝淋巴结清扫术

腋窝淋巴结清扫过程要注意保护伴行胸外侧动脉的胸长神经，伴行胸背动脉的胸背神经、肋间臂神经，以及胸大肌、胸小肌之间的胸肩峰动脉胸肌支。

第七节
术后注意事项

一、引流管管理

手术完毕，检查引流管是否通畅、有无漏气，如果切口处漏气，可用凡士林纱布覆盖，以免影响术后引流。

二、饮食

手术后6 h可饮水，术后第1天可进流质饮食（少量多次），术后第2天可进普通饮食。

三、引流管护理

引流管保持通畅，每天记录引流量及引流液性质，若引流量连续3天少于15 mL时，可考虑拔除引流管。一般先拔除普通硅胶管，后拔除腋窝高负压管，以免形成积液。

四、术后患侧上肢管理

术后2天内患侧肩关节轻度内收，约45°制动，2天后逐渐开始练习上肢活动，肩关节可保持近90°，这样利于上肢功能的恢复。接受腋窝淋巴结清扫的患者术后切勿在患肢输液、测血压，切勿让患者提重物。

五、术后患侧上肢功能锻炼

行腋窝淋巴结清扫的患者，术后患侧上肢功能锻炼，是治疗和护理过程的重要一环。一般可分为3个阶段进行，见图2-7。

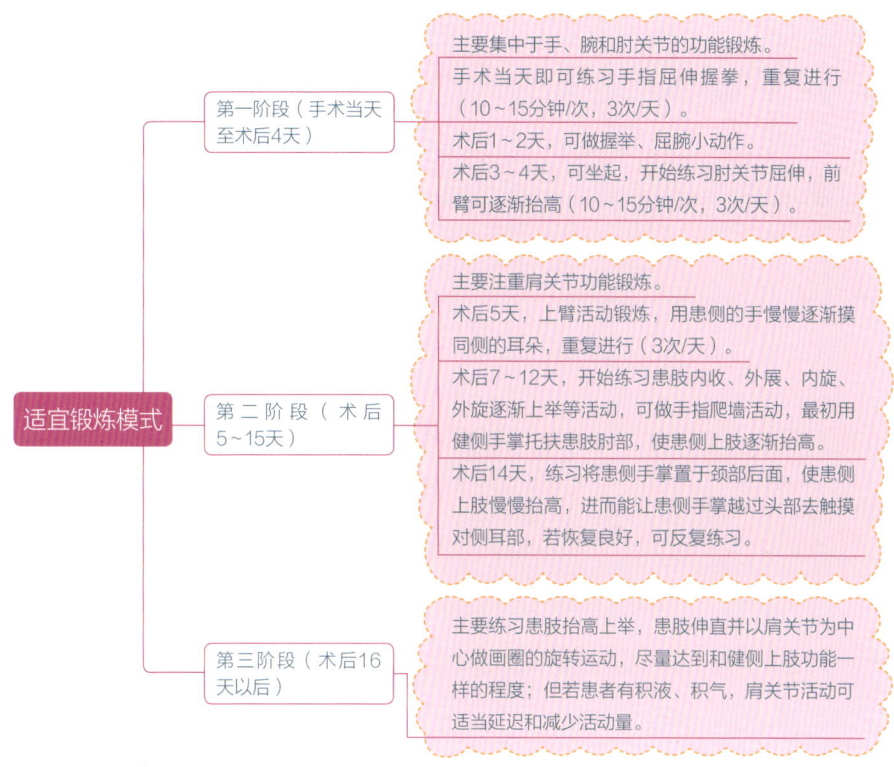

图2-7 术后上肢功能锻炼

六、术后美容效果评价

保乳的标准根据国家"十一五"攻关课题"早期乳腺癌规范化保乳综合治疗的临床研究"采用的美容评定标准：保乳治疗组的患者需分别于术后6个月、12个月及24个月进行乳房美容效果评估，并应随访3年，3年后乳房外形则趋于稳定。评价标准分3个等级，其中优良及一般，判定为满意；差，判定为不满意。Kelemen等人就美容效果对61篇文献的荟萃分析显示，传统保乳手术组美容效果满意度低于保乳整形组美容效果满意度（82.9% vs 89.5%，$P<0.001$）。

参考文献

[1] FISHER B, WOLMARK N.New concepts in the management of primary breast cancer[J].Cancer, 1975, 36（2）: 627-632.

[2] FISHER B, MONTAGUE E, REDMOND C, et al.Comparison of radical mastectomy with alternative treatments for primary breast cancer: a first report of results from a prospective randomized clinical trial[J].Cancer, 1977, 39（6）: 2827-2839.

[3] FISHER B, ANDERSON S, BRYANT J, et al.Twenty-year follow-up of a randomized trial comparing total mastectomy, lumpectomy, and lumpectomy plus irradiation for the treatment of invasive breast cancer[J].N Engl J Med, 2002, 347（16）: 1233-1241.

[4] VERONESI U, CASCINELLI N, MARIANI L, et al.Twenty-year follow-up of a randomized study comparing breast-conserving surgery with radical mastectomy for early breast cancer[J].N Engl J Med, 2002, 347（16）: 1227-1232.

[5] LITIÉRE S, WERUTSKY G, FENTIMAN S, et al.Breast conserving therapy versus mastectomy for stage I-II breast cancer: 20 year follow-up of the EORTC 10801 phase 3 randomised trial[J].Lancet Oncol, 2012, 13（4）: 412-419.

[6] FREEDMAN A, HE Y, WINER P, et al.Trends in racial and age disparities in definitive local therapy of early-stage breast cancer[J].J Clin Oncol, 2009, 27（5）: 713-719.

[7] GARCIA A, TOMATIS M, HEIL J, et al.Mastectomy trends for early-stage breast cancer: a report from the EUSOMA multi-institutional European database[J].Eur J Cancer, 2012, 48（13）: 1947-1956.

[8] 张保宁.乳腺癌保乳手术临床应用现状与发展趋势[J].中国实用外科杂志, 2008, 28（7）: 523-524.

[9] 李培, 吴炅.中国乳腺癌外科治疗现状和新趋势[J].中国肿瘤临床, 2022, 49（22）: 1151-1155.

[10] KUMMEROW L, DU L, PENSON F, et al.Nationwide trends in mastectomy for early-stage breast cancer[J].JAMA Surg, 2015, 150（1）: 9-16.

[11] VERONESI U, ZURRIDA S.Breast conservation: current results and future perspectives at the European Institute of Oncology[J].International journal of cancer, 2007, 120（7）: 1381-1386.

[12]张保宁，邵志敏，乔新民，等.中国乳腺癌保乳治疗的前瞻性多中心研究[J].中华肿瘤杂志，2005，27（11）：44-48.

[13]MAAREN C, MUNCK L, BOCK H, et al.10 year survival after breast-conserving surgery plus radiotherapy compared with mastectomy in early breast cancer in the Netherlands: a population-based study[J]. Lancet Oncol, 2016, 17（8）: 1158-1170.

[14]中国抗癌协会乳腺癌专业委员会.中国抗癌协会乳腺癌诊治指南与规范（2021年版）[J].中国癌症杂志，2021，31（10）：954-1040.

[15]HALOUA H, KREKEL M, WINTERS H, et al.A systematic review of oncoplastic breast-conserving surgery: current weaknesses and future prospects[J].Ann Surg, 2013, 257（4）: 609-620.

[16]CARTERS A, LYONS R, KUERER M, et al.Operativeand oncologic outcomes in 9 861 patients with operable breastcancer: single-institution analysis of breast conservation withoncoplastic reconstruction[J].Ann Surg Oncol, 2016, 23（10）: 3190-3198.

[17]CRUZ L, BLANKENSHIPS A, CHATTERJEE A, et al.Outcomes after oncoplastic breast-conserving surgery inbreast cancer patients: a systematic literature review [J].Ann Surg Oncol, 2016, 23（10）: 3247-3258.

[18]MAAREN M C V, MUNCK L D, BOCK G H D, et al.10 year survival after breast-conserving surgery plus radiotherapycompared with mastectomy in early breast cancer in theNetherlands: a population- based study[J].Lancet Oncol, 2016, 17（8）: 1158-1170.

[19]MORAN M, SCHNITTS J, GIULIANO A, et al.Society of surgical oncology-ameriean society for radiation oncologyconsensus guideline on margins for breast-conserving surgerywith whole-breast rradiation in stages I and I invasivebreast cancer[J].Ann Surg Oncol, 2014, 21（3）: 704-716.

[20]PILEWSKIE M, MORROW M.Margins in breast cancer: how much is enough? [J].Cancer, 2018, 124（7）: 1335-1341.

[21]MORROW M, VAN ZEE J, SOLIN J, et al.Society of surgical oncology-american society for radiation oncology American society of clinical oncology consensus guideline in margins for breast-conserving surgery with wholebreast irradiation in ductal carcinoma in situ[J].Ann Surg Oncol, 2016, 23（12）: 3801-3810.

[22]WRIGHT J, PARK J, FEY J, et al.Perpendicular inked versus tangential shaved margins in breast-conserving surgery: does the method matter? [J]. J Am Coll Surg, 2007, 204（4）: 541-549.

[23]FISHER B, WOLMARK N, FISHER R, et al.Lumpectomy and axillary

dissection for breast cancer: surgical, pathological, and radiation considerations[J].World J Surg, 1985, 9（5）: 692-698.

[24]宋尔卫，陈凯.中国早期乳腺癌保乳手术临床实践指南（2022版）[J].中国实用外科杂志，2022, 42（2）: 132-136.

[25]中国抗癌协会乳腺癌专业委员会（CBCS）.乳腺肿瘤整形与乳房重建专家共识（2022年版）[J].中国癌症杂志，2022, 32（9）: 836-924.

[26]WOON Y, CHAN Y.Breast conservation surgery the surgeon's factor[J].Breast, 2005, 14（2）: 131-135.

[27]MORAN S, SCHNITT J, GIULIANO E, et al.Society of surgical oncology-American society for radiation oncology consensus guideline on margins for breast-conserving surgery with whole-breast irradiation in stages I and II invasive breast cancer[J].Ann Surg Oncol, 2014, 21（3）: 704-716.

[28]中国抗癌协会乳腺癌专业委员会.中国抗癌协会乳腺癌诊治指南与规范（2021年版）[J].中国癌症杂志，2021, 31（10）: 954-1040.

[29]叶京明，郭宝良.中国早期乳腺癌前哨淋巴结活检手术临床实践指南（2022版）[J].中国实用外科杂志，2022, 42（2）: 137-145.

[30]张保宁，邵志敏，乔新民，等.中国乳腺癌保乳治疗的前瞻性多中心研究[J].中华肿瘤杂志，2005（11）: 44-48.

[31]KELEMEN P, PUKANCSIK D, UJHELYI M, et al.Comparison of clinicopathologic, cosmetic and quality of life outcomes in 700 oncoplastic and conventional breast-conserving surgery cases: a single-centre retrospective study[J].Eur J Surg Oncol, 2019, 45（2）: 118-124.

[32]LOSKEN A, DUGAL S, STYBLO M, et al.A meta-analysis comparing breast conservation therapy alone to the oncoplastic technique[J].Ann Plast Surg, 2014, 72（2）: 145-149.

（编者：关利平　审校：罗康维）

Chapter Three

第三章

传统保乳手术的运用

第一节 概述

传统保乳手术是指切除原发乳腺癌及瘤腔周围1.0～2.0 cm的正常腺体组织，通过游离邻近残余正常腺体组织，并简单地拉拢缝合填充缺损区域，以达到修复并维持乳房外形和美观的目的。这种方法也被称为局部病灶切除术（lumpectomy）、象限切除术（quadrantectomy）或部分乳腺切除术（partial mastectomy and segmental mastectomy）。但是，术中所切除的癌灶标本容积与患者乳房容积相比要≤20%，否则容易导致术后乳房畸形。

最早在1924年，国外学者Keynes采用乳腺癌病灶区段切除辅助镭针插植术治疗早期乳腺癌获得成功。这是乳腺癌手术史上首次对一级水平保乳手术的探索，但受限于当时美国Halsted教授所提出的乳腺癌是一种局部区域性疾病的影响，学术界并未普遍接受该理念。

直到进入20世纪50年代，美国Bernard Fisher教授通过一系列实验研究，明确提出乳腺癌的远处转移可先于淋巴结转移，淋巴结通过特殊的生物免疫作用与癌细胞抗衡，开创性地提出乳腺癌是一种全身性疾病的假设，并在1971年和1976年分别开展了NSABP B-04及NSABP B-06两项具有里程碑意义的临床研究，其研究数据为一级水平保乳手术的开展奠定了理论基础。

第二节
手术适应证与禁忌证

一、适应证

（1）患者有保乳意愿。

（2）早期（Ⅰ、Ⅱ期）、单发病灶。

（3）手术病灶能彻底切除，切缘阴性无残留。

（4）术后患者依从性好，愿意接受后续的放疗。

二、禁忌证

（1）不能接受后续的放疗。

（2）呈弥漫性分布的多中心钙化灶。

（3）切缘无法达到阴性。

（4）炎性乳腺癌。

第三节
手术评价

一、优点

（1）对于外科医生技术要求简单。

（2）手术时间短，手术创伤小，住院时间短。

（3）对患者形体美观和心理健康的影响较小，术后不会影响患者的日常工作和生活。

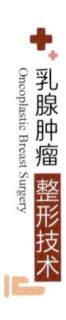

二、缺点

（1）适应证相对严苛，一般要求为直径<3.0 cm的单发病灶，而且病灶边缘要距离乳头乳晕>2.0 cm。

（2）部分乳房容积比较小的患者，术后乳房容易畸形，导致双乳不对称，影响美观度。

（3）可能增加局部复发风险。

（4）Mohamedahmed等学者曾报道一项评价保乳手术联合肿瘤整复技术与一级水平保乳手术治疗乳腺癌的疗效。对纳入的31项研究进行系统回顾和荟萃分析，共有115 011例患者接受了保乳手术联合肿瘤整复技术（n=11 978）或一级水平保乳手术（n=103 033）。与传统手术组相比，保乳手术联合肿瘤整复技术组的切缘阳性率［OR=0.76，P=0.05］、再切除率［OR=0.72，P=0.02］和局部复发率［OR=0.62，P=0.03］的风险较低，提示传统保乳手术的切缘阳性率、再切除率和局部复发率的风险均较保乳手术联合肿瘤整复技术高。

第四节 手术步骤

手术示意图见图3-1。

一、手术切口的选择

术前手术医生应在患者取坐位或站位的条件下，用标记笔提前设计好切口。切口的设计主要需要考虑肿瘤所在的位置及其与乳头乳晕复合体（nipple-areolar complex，NAC）的距离。

切口选择应该尽量避免低领口位置和胸骨附近，因这些部位的瘢痕

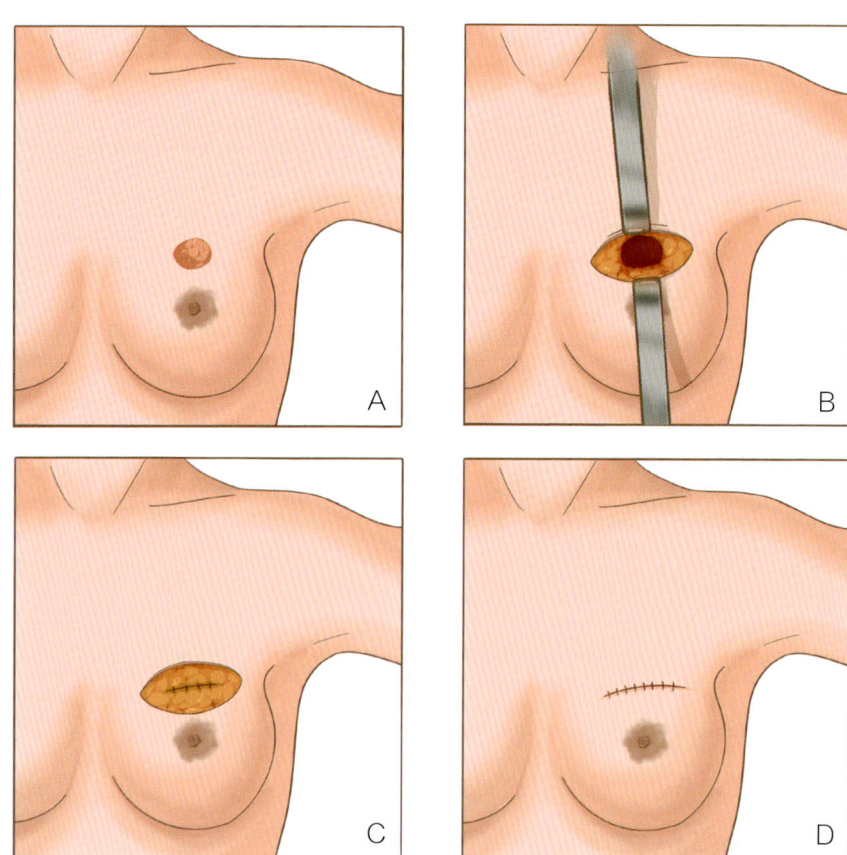

A：肿物位置。B：病灶切除。C：瘤腔修复。D：缝合切口。

图3-1　传统保乳手术示意图

增生明显，常易形成瘢痕疙瘩。一般建议切口设计需符合皮肤自然纹理线。若肿瘤位于乳房上象限，建议取平行于乳晕的弧形切口；若肿瘤位于乳房下象限，建议取以乳头为中心的放射状切口；若肿瘤位于乳晕平行线上，建议取以乳头为中心的放射状切口（图3-2）。

二、乳腺癌病灶的根治

根据术前设计好的切口，沿着标记线逐层切开皮肤及皮下组织，用直钳提拉其皮瓣，沿着浅筋膜层向两侧分离至距肿瘤边缘4.0~6.0 cm处。

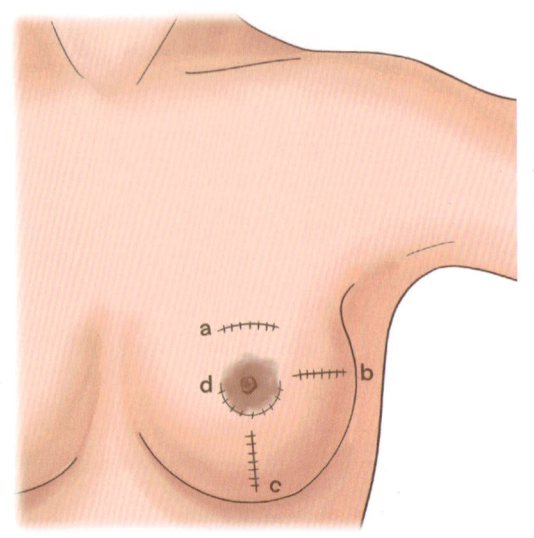

a：乳房上方弧形切口。b：乳房外侧放射状切口。
c：乳房下方放射状切口。d：环乳晕切口。
图3-2 传统保乳手术切口的选择

分离皮瓣完毕，以肿瘤为中心，在距其边缘一横指处，以同心圆方式垂直向下切开腺体组织至胸大肌筋膜。应注意的是，确保切除范围至少距肿瘤边缘1.0~2.0 cm。

在瘤腔四侧切缘（3、6、9、12点方向）、表面及其基底处取切缘组织送术中冰冻病理检查。在取切缘过程中，避免取电刀烧灼组织，以免影响冰冻病理结果。

手术残腔进行彻底止血、清洗，待术中冰冻病理回报切缘阴性后，在瘤腔四侧切缘分别放置惰性金属夹（如钛夹）作为放疗瘤床加量照射时的定位标记，以及便于术后影像随访。

三、邻近皮瓣修复缺损

拉拢缝合已经游离好的邻近腺体瓣以填充修复缺损区域，逐层缝合皮下组织和皮肤，放置引流管。

第五节 手术总结

近年来,随着影像学诊断技术的发展,尤其是准确度高的彩超、钼靶筛查及高质量的乳腺磁共振,早期乳腺癌的诊断率得以提高,这是保乳手术得以广泛开展的主要原因。根据美国外科肿瘤学会和美国放射肿瘤学会保乳治疗实践指南建议,在术前对选择接受保乳手术治疗的患者进行严格评估很有必要。因此,在临床实践中,对于选择保乳手术治疗的患者,在符合适应证的前提下还应充分考虑如下因素:让患者及其家属充分了解乳腺癌的生物学特性和保乳手术的可行性,消除患者的心理障碍,让其自愿接受传统保乳治疗;术前全面告知患者及其家属完整的治疗方案,并需根据具体情况选择化疗、内分泌治疗、放疗,强调综合治疗;此外,患者具备一定的经济能力是开展保乳手术的必备条件,这样可以确保全身性治疗的连续性及完整性。

肿瘤切除范围尚未有明确的标准。在美国,采取的是以Fisher为首的美国乳腺与肠道外科辅助治疗研究组(National Surgical Adjuvant Breast and Bowel Project,NSABP)倡导的肿瘤广泛切除术(lumpectomy),即切除肿瘤及周围>1.0 cm的正常乳腺组织及其基底膜。在欧洲,采取的是以Veronesi为首的意大利Milan癌症研究所的象限切除术(quadrantectomy),即切除肿瘤所在象限的乳腺组织及肿瘤表面皮肤。虽然,Veronesi教授曾在2002年报道采取象限切除术比采取肿瘤广泛切除术的5年总生存率更高,但基于我国女性乳房较欧美女性小,传统保乳手术多采用肿瘤广泛切除术,有利于肿瘤残腔的修复。

由于切缘的肿瘤细胞残留是导致保乳手术后局部复发的首要问题,各个指南达成共识的是保乳手术中要保证切缘无肿瘤细胞残留。因此,需要特别强调的是,保乳手术的美容效果不应以影响肿瘤的安全性为代价,这是所有保乳手术的基本原则。对于肉眼可疑的部位也建议进行术中冰冻切片检查。

此外,对于改善术后乳房的美观度,有部分学者认为,可在术中尽可能保留皮下脂肪层及术后不放置引流管,残腔由血清、纤维素渗出填充等方法,可在一定程度上改善并保持术后乳房的美观性。

有多项研究表明,无论是传统保乳手术还是保乳手术联合肿瘤整复技术,两者术后并发症及总生存率没有显著差异。术者可根据肿瘤的大小、位置及手术经验来决定具体选用哪种保乳手术。另外,所有保乳手术术后均需要接受全乳放疗,但是针对年纪较大的低危患者可豁免放疗。CALGB 9343研究认为,对于接受内分泌治疗、pT1N0、激素受体阳性及切缘阴性的70岁以上患者,可考虑免除术后全乳放疗。PRIME Ⅱ研究认为,对于年龄≥65岁,肿瘤直径≤3.0 cm,PN0、激素受体阳性,切缘阴性的患者,可考虑豁免化疗,仅接受内分泌治疗。

第六节 真实案例

病例

一、病史简介

患者李某,女,36岁,因"发现右乳肿物7天"入院。查体:右乳11点方向可触及一大小约1.6 cm×1.0 cm的肿物,质硬;右侧腋窝未触及肿大淋巴结。

二、术前彩超

患者术前乳腺彩超见图3-3。

（1）右侧乳腺11点方向近乳头低回声结节（BI-RADS 5类）。

（2）右侧腋窝未见肿大淋巴结。

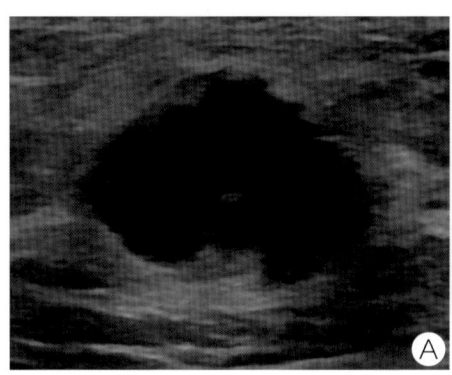 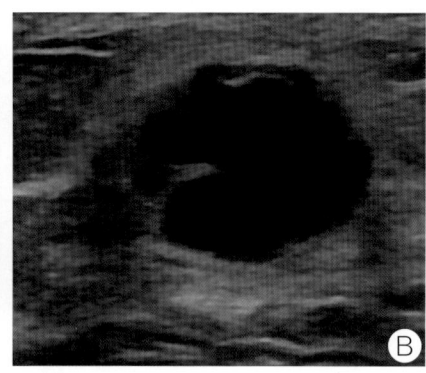

A：右乳11点方向结节灰阶二维纵切位图。B：右乳11点方向结节灰阶二维横切位图。

图3-3 患者术前乳腺彩超影像

三、术前钼靶

患者术前钼靶（图3-4）显示：双乳腺体B型，右侧乳腺近基底处可见高密度肿块，成角，边界模糊，最大直径约为1.2 cm，距离乳头约为3.0 cm。钼靶诊断为右乳BI-RADS 4C类。

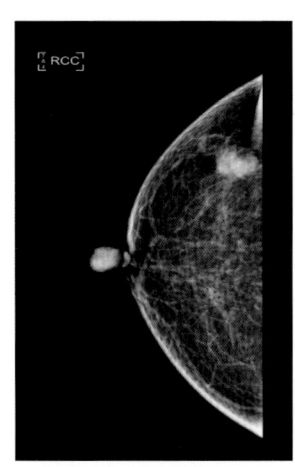 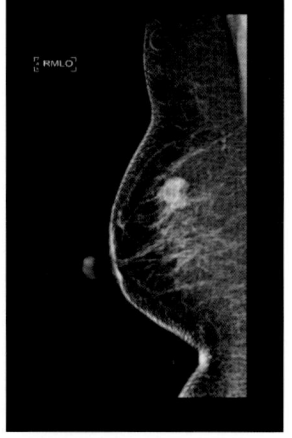

图3-4 患者术前钼靶影像

四、手术方式

右乳腺癌传统保乳根治术+右腋窝前哨淋巴结活检术+邻近腺体瓣修复术,患者术中图片见图3-5。

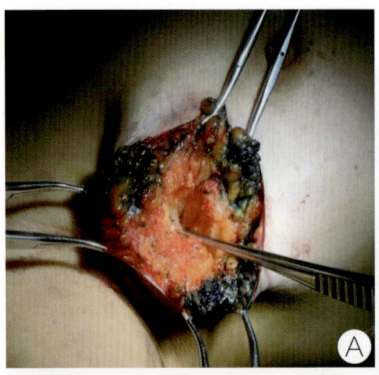
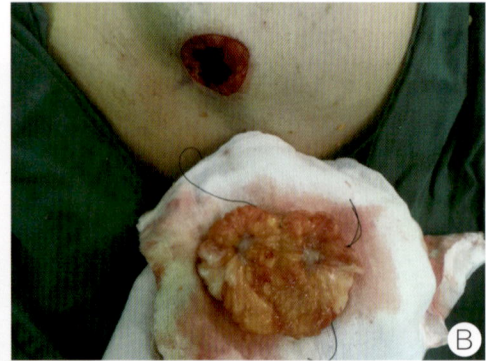
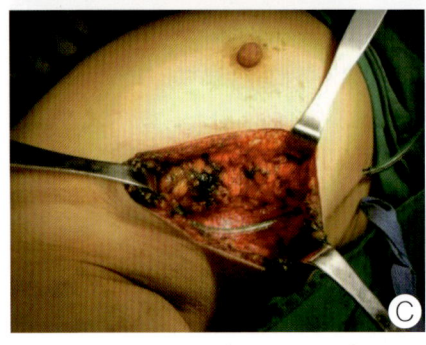

A:分离皮瓣。B:病灶切除。
C:瘤腔修复。

图3-5 患者术中图

五、手术病理

(1)(右乳)导管原位癌(中高级别核,实体型),切缘组织未见癌。

(2)(右腋窝前哨)淋巴结见癌转移(0/3)。

(3)免疫组化:雌激素受体(ER)(90%,3+),孕激素受体(progesterone receptor,PR)(90%,3+),Her-2(1+),Ki-67(约10%)。

六、诊断

右乳导管原位癌（pTisN0M0 0期）。

七、后续治疗

予内分泌治疗（他莫昔芬10 mg，每天2次，口服）+放疗。

八、术后恢复情况

患者术后1个月恢复情况见图3-6。

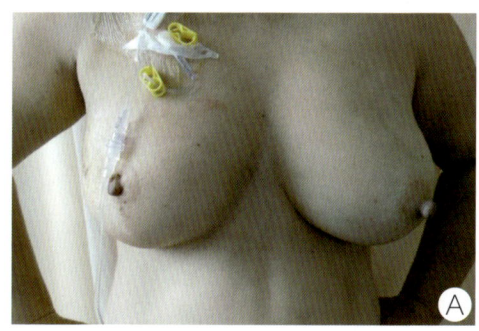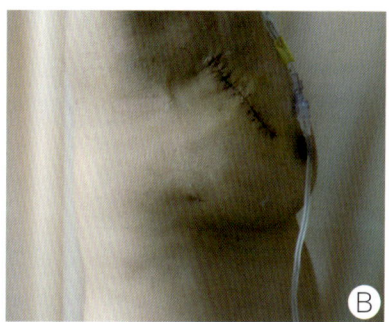

A：正位照。B：侧位照。

图3-6　患者术后1个月恢复情况

参考文献

[1]MOO T，SANFORD R，DANG C，et al.Overview of breast cancer therapy[J].PET Clin，2018，13（3）：339-354.

[2]CLOUGH B，KAUFMAN J，NOS C，et al.Improving breast cancer surgery：a classification and quadrant per quadrant atlas for oncoplastic surgery[J].Ann Surg Oncol，2010，17（5）：1375-1391.

[3]WEBER W P，SOYSAL S D，FULCO I，et al.Standardization of oncoplastic breast conserving surgery[J].Eur J Surg Oncol，2017，43（7）：1236-1243.

[4]FISHER B.The interrelationship of hematogenous and lymphatic tumor cell dissemination[J].Surg Gynecol Obstet，1966，122（4）：791-798.

[5]FISHER B，FISHER E R.The organ distribution of disseminated 51 Cr-labeled

tumor cells[J].Cancer Res, 1967, 27（2）: 412-420.

[6]FISHER B, JEONG J, ANDERSON S, et al.Twenty-five-year follow-up of a randomized trial comparing radical mastectomy, total mastectomy, and total mastectomy followed by irradiation[J]. N Engl J Med, 2002, 347（8）: 567-575.

[7]FISHER B, ANDERSON S, BRYANT J, et al.Twenty-year follow-up of a randomized trial comparing total mastectomy, lumpectomy, and lumpectomy plus irradiation for the treatment of invasive breast cancer[J].N Engl J Med, 2002, 347（16）: 1233-1241.

[8]中华医学会外科学分会乳腺外科学组.早期乳腺癌保留乳房手术中国专家共识（2019版）[J].中华外科杂志, 2019, 57（2）: 81-84.

[9]宋尔卫，陈凯，刘荫华，等.中国早期乳腺癌保乳手术临床实践指南（2022版）[J].中国实用外科杂志, 2022, 42（2）: 132-136.

[10]KELEMEN P, PUKANCSIK D, ÚJHELYI M, et al.Comparison of clinicopathologic, cosmetic and quality of life outcomes in 700 oncoplastic and conventional breast-conserving surgery cases: a single-centre retrospective study[J].European Journal of Surgical Oncology, 2019, 45（2）: 118-124.

[11]MOHAMEDAHMED A, ZAMAN S, ZAFAR S, et al.Comparison of surgical and oncological outcomes between oncoplastic breast-conserving surgery versus conventional breast-conserving surgery for treatment of breast cancer: a systematic review and meta-analysis of 31 studies[J].Surg Oncol, 2022, 42: 101779.

[12]GILLIES J, KINAHAN E, HRICAK H.Radiomics: images are more than pictures, they are data[J].Radiology, 2016, 278（2）: 563-577.

[13]CHU F, LIU Y, LIU Q, et al.Development and validation of MRI-based radiomics signatures models for prediction of disease-free survival and overall survival in patients with esophageal squamous cell carcinoma[J].Eur Radiol, 2022, 32（9）: 5930-5942.

[14]WU S, ZHENG J, LI Y, et al.Development and validation of an MRI-based radiomics signature for the preoperative prediction of lymph node metastasis in bladder cancer[J].E Bio Medicine, 2018, 34: 76-84.

[15]MORAN M, SCHNITT S, GIULIANO A, et al.Society of surgical oncology-American society for radiation oncology consensus guideline on margins for breast-conserving surgery with whole-breast irradiation in stages I and II invasive breast cancer[J].Ann Surg Oncol, 2014, 21（3）: 704-716.

[16]孔雷，杨华丽，李炜，等.早期乳腺癌保乳手术与根治术的临床疗效分析[J].上海交通大学学报（医学版）, 2009, 29（10）: 1266-1268.

[17]VERONESI U, CASCINELLI N, Mariani L, et al.Twenty-year follow-up

of a randomized study comparing breast-conserving surgery with radical mastectomy for early breast cancer[J].N Engl J Med, 347(16): 1227-1232.

[18] MORROW M, VAN J, SOLIN L, et al.Society of surgical oncology-American society for radiation oncology-American society of clinical oncology consensus guideline on margins for breast-conserving surgery with whole-breast irradiation in ductal carcinoma in situ[J].Ann Surg Oncol, 2016, 23(12): 3801-3810.

[19] ROCCO N, CATANUTO G, CINQUINI M, et al.Should oncoplastic breast conserving surgery be used for the treatment of early stage breast cancer? Using the GRADE approach for development of clinical recommendations[J]. Breast, 2021, 57: 25-35.

[20] MAZOUNI C, NAVEAU A, KANE A, et al.The role of oncoplastic breast surgery in the management of breast cancer treated with primary chemotherapy[J].Breast, 2013, 22(6): 1189-1193.

[21] NANDA A, HU J, HODGKINSON S, et al.Oncoplastic breast-conserving surgery for women with primary breast cancer[J].Cochrane Database Syst Rev, 2021, 10(10): CD013658.

[22] HUGHES K, SCHNAPER L, BELLON J, et al.Lumpectomy plus tamoxifen with or without irradiation in women age 70 years or older with early breast cancer: long-term follow-up of CALGB 9343[J].J Clin Oncol, 2013, 31(19): 2382-2387.

（编者：陈春燕　审校：梁忠铚）

第四章
乳腺肿瘤整形技术概论

第一节
概念与起源

多项临床研究数据显示，虽然传统乳腺癌保乳手术与根治术相比，两者的总生存率差异并无统计学意义，但传统乳腺癌保乳手术后乳房美容效果满意度仅略高于未进行乳房重建的乳房切除术，其中一个主要原因是接受传统保乳手术的患者容易出现双侧乳房不对称，美容效果方面差强人意。

当在乳腺癌保乳手术中，单纯的残余腺体拉拢缝合导致乳房外形缺陷时，可尝试选用乳腺肿瘤整形技术。该技术融合了传统肿瘤外科手术和整形外科手术的理念，在保证肿瘤完整切除的基础上，能达到兼顾美容效果的目的。

以往各种文献中关于乳腺肿瘤整形的定义说法不一，甚至互相矛盾。2019年，由美国乳腺外科医师协会（American Society of Breast Surgeons，ASBrS）牵头，对乳腺肿瘤整形技术的定义制定了共识，即在乳腺癌保乳手术中对肿瘤及其周围乳腺组织切除的同时，使用容量移位法或者容量替代法对同侧乳房缺损进行修复；必要时，对对侧乳房进行对称性手术，尽可能改善乳房的美观度。一项关于乳腺肿瘤整形技术的回顾性分析研究已证实其安全性，并拓宽了传统保乳手术的适应证范围。数据显示，通过合理应用该技术，可进一步降低局部复发率并提高远期生存率。此外，该技术为乳腺癌患者提供了更多保乳术式的选择，使得全球乳腺癌保乳率大大提高。

目前，乳腺肿瘤整形技术相关的分类标准仍未达成共识，多是各个国家根据自国内诊治现状，制订了不同的乳腺肿瘤整形技术分类标准。2009年，Hoffmann等人根据乳腺癌外科手术的复杂性，制订了系统的手术分类方法，其中包括乳腺肿瘤整形技术的分类。2019年，美国乳腺外科医师协会提出以切除的乳房体积作为度量，建立了较全面且易于在临床上应用的乳腺肿瘤整形技术分类系统。2020年，加拿大乳腺癌协会根据切除的乳房体积及肿瘤位置对乳腺肿瘤整形手术进行分类。

乳腺肿瘤整形技术最早起源于20世纪80年代，经过10年的漫长探索后，20世纪90年代，该技术开始在法国、德国、美国等国家被大力发展。乳腺肿瘤整形技术（oncoplastic breast surgery，OPS）这一名称最早出现在1993年，由Audretsch等提出。该技术将乳腺外科保乳技术与整形外科技术相结合，为保乳手术提供了更多的可能及选择。1999—2010年，Clough等学者报道了应用缩乳技术、"倒T法""双环法"等肿瘤整形方法进行保乳手术。2006年，Petit等学者报道了应用"网球拍法"进行保乳手术及相关手术技巧。

乳腺肿瘤整形技术扩大了传统保乳手术的适应证和人群范围。其适用于少量切除乳房组织即可引起明显畸形者；既往保乳手术后，出现乳房畸形、不对称等情况，需要二次手术修复乳房外形者；乳房体积过大或乳房中重度下垂者；肿瘤较大或多病灶者。而禁忌证与传统保乳手术基本相同，包括炎性癌、弥漫性微钙化、肿瘤边缘多次切除后边缘持续阳性、乳腺放疗史等。

第二节 手术安全性

传统保乳手术后接受放疗的患者与接受全乳切除术的患者通过多个随机对照试验及长期随访证明二者具有等效性。虽然目前还缺乏将乳腺肿瘤整形技术与传统保乳手术进行头对头比较的前瞻性随机对照试验，但仍有大量研究证据表明乳腺肿瘤整形技术具有更优的肿瘤安全性。

MDAnderson癌症中心将2007—2014年在该中心接受治疗的10 607例患者分为4组，包括传统保乳手术组（$n=3\ 559$）、乳腺肿瘤整形技术组（$n=1\ 177$）、全乳房切除术组（$n=3\ 263$）、全乳切除即刻重建组（$n=2\ 608$）。结果显示，与传统保乳手术相比，乳腺肿瘤整形技术具有较低的血肿形成率（13.4% vs 18.0%）和较低的切缘阳性率（5.8% vs 8.3%）。其中位随访3.4年的数据进一步表明传统保乳手术组和乳腺肿瘤整形技术组在总生存期和无复发生存期方面没有显著差异。

在Mansell等学者的研究中，将行传统保乳手术、乳腺肿瘤整形技术及接受乳房切除术即刻Ⅰ期重建的患者进行了比较。结果显示，传统保乳手术组的5年复发率为3.4%，乳腺肿瘤整形技术组为2%，乳房切除术即刻Ⅰ期重建组为2.6%，表明乳腺肿瘤整形技术其局部复发率更低，且与乳房切除术有相似的生存率，进一步证实了乳腺肿瘤整形技术的安全性。

另一方面，乳腺癌阴性切缘的定义一直是一个有争议的话题。部分学者认为乳腺肿瘤整形技术阴性切缘的定义基本遵循切缘染色处没有肿瘤细胞，但也有部分学者认为建议墨染切缘距肿瘤0.1~1 cm为安全距离。

Clough等学者在一项肿瘤整形术的10年随访研究中认为保乳手术中较高的阳性切缘率（12.6%）造成患者二次手术的概率增加、较多的手术并发症、患者焦虑加重、影响患者乳房美容效果和延长辅助治疗时间。而乳腺肿瘤整形技术可扩大乳腺组织切除范围，有助于降低切缘阳性率和二次手术的发生率。Losken等学者的研究也进一步验证了上述观点。

一项系统的综述回顾性分析了超过6 000例的T1期和T2期接受乳腺肿瘤整形技术的乳腺癌患者，平均阳性切缘率为10.8%，再切除率为6.0%，中转乳房切除术率为6.2%，可见乳腺肿瘤整形技术可扩大切除乳腺组织，从而降低阳性切缘率，进而提高肿瘤安全性，并提高患者的满意度。

第三节 手术分类及选择策略

Clough等人根据切除的乳房体积将保乳手术分为3个级别。对于切除乳房体积≤20%的患者,为Ⅰ级,可采取传统保乳手术方法;对于乳房体积切除>20%~50%的患者,为Ⅱ级,可采取乳腺肿瘤整形技术的容量移位法;对于切除乳房体积>50%的患者,为Ⅲ级,可采取乳腺肿瘤整形技术的容量替代法(图4-1)。

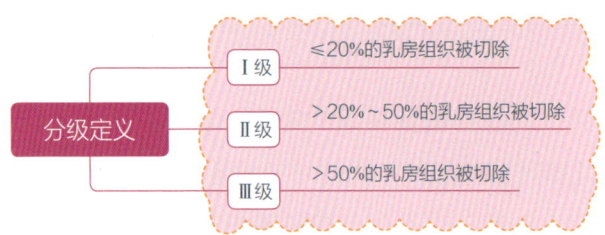

图4-1 乳腺肿瘤整形技术Clough分类

加拿大乳腺癌协会则根据切除的乳房体积及肿瘤位置将乳腺肿瘤整形技术分为3个级别。Ⅰ级,切除的乳房体积≤15%;Ⅱ级,切除的乳房体积为16%~25%,或肿瘤位于乳房内上象限或下极;Ⅲ级,切除的乳房体积为26%~60%和任何对侧对称手术(图4-2)。

Weber等学者则提供了两种乳腺肿瘤整形技术的选择策略流程,第一

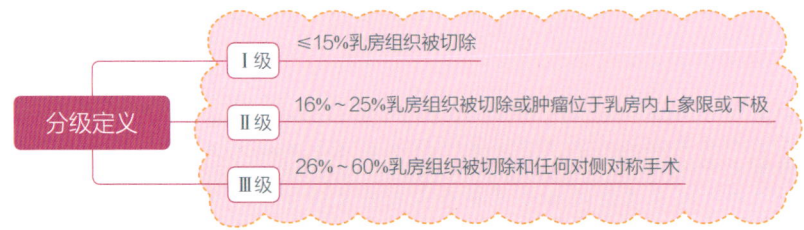

图4-2 乳腺肿瘤整形技术加拿大乳腺癌协会分类

种根据肿瘤的位置与乳房的大小（表4-1）；第二种是根据肿瘤的位置、预计切除体积以及乳腺血管供应情况进行术式的选择，为乳腺外科医生提供了灵活多变的设计方法（图4-3）。

表4-1　乳腺肿瘤整形技术的选择策略

位置	乳房体积		
	小	中	大
高位			
外象限	双环技术	双环技术 下蒂乳房缩小整形术	双环技术 下蒂乳房缩小整形术
中象限	蝙蝠翼圆切技术	双环技术 下蒂蝙蝠翼缩小整形术	双环技术 下蒂乳房缩小整形术
内象限	双环技术	双环技术 下蒂乳房缩小整形术	双环技术 下蒂乳房缩小整形术
低位			
外象限	J形乳房成形术	J形乳房成形术 上蒂乳房缩小整形术	上蒂乳房缩小整形术 下蒂乳房缩小整形术
中象限	上蒂乳房缩小整形术 J形乳房成形术	J形乳房成形术 上蒂乳房缩小整形术 倒T法	J形乳房成形术 上蒂乳房缩小整形术 倒T法
内象限	J形乳房成形术 倒T法	J形乳房成形术 任意皮瓣 上蒂乳房缩小整形术	上蒂乳房缩小整形术 倒T法
中心			
	蝙蝠翼圆切技术	J形乳房成形术 下蒂乳房缩小整形术 倒T法	J形乳房成形术 下蒂乳房缩小整形术 倒T法

中国保留乳房治疗专家共识也根据乳房组织切除量及肿瘤位置制定了相应的推荐术式。乳腺肿瘤整形技术决策流程见图4-4。

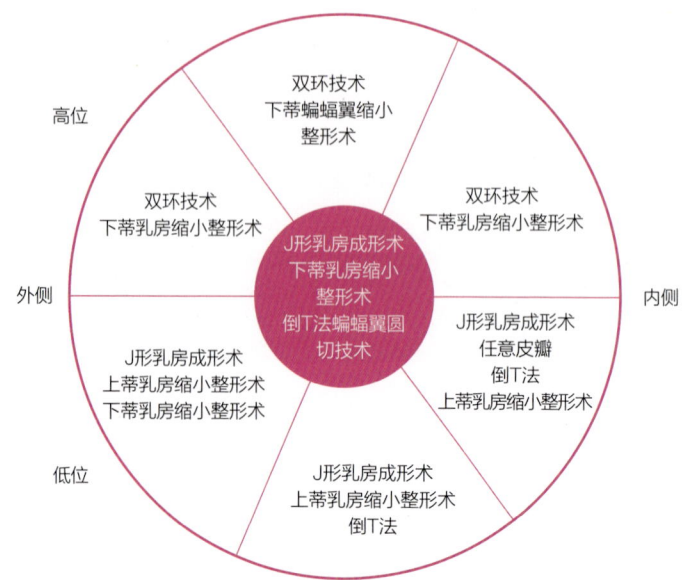

图4-3 乳腺肿瘤整形技术的选择策略简易图

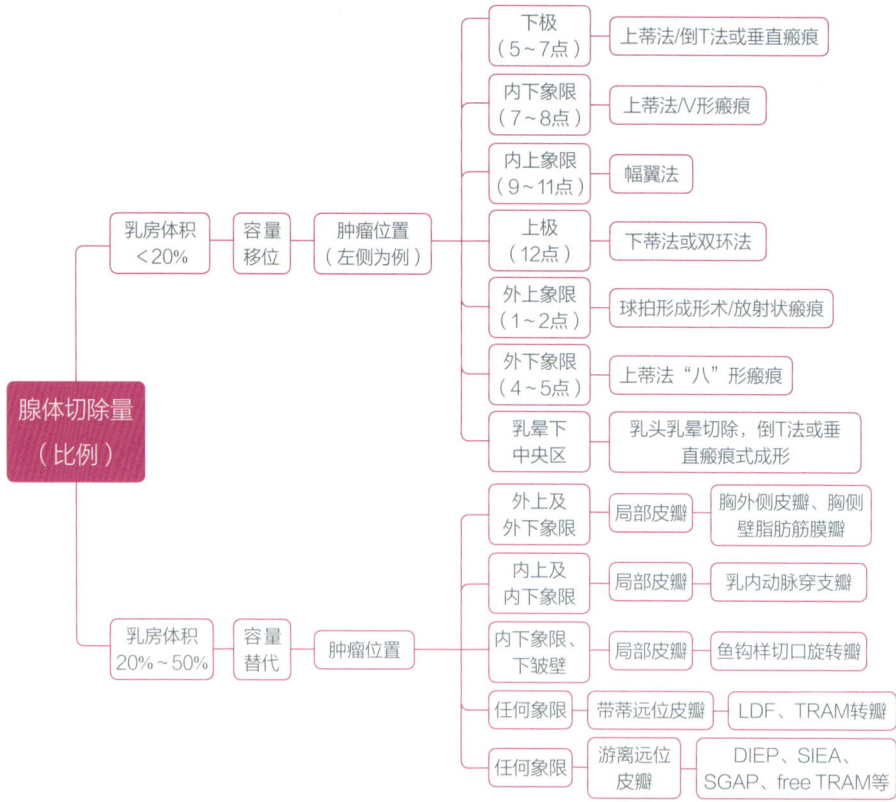

LDF：背阔肌肌皮瓣。DIEP：腹壁下动脉穿支皮瓣。SIEA：双侧腹壁浅动脉。SGAP：臀上动脉穿支皮瓣。free TRAM：自由式横行腹直肌肌皮瓣。TRAM：横行腹直肌肌皮瓣。

图4-4 乳腺肿瘤整形技术决策流程图

第四节
术后美观度评价

乳腺外科医师不仅要为患者根治癌灶，还要考虑术后乳房外形的美观情况。乳腺肿瘤整形技术的最大优点是可以对皮肤和腺体组织进行组织重排，有效预防畸形，减少脂肪坏死。为了最大限度地保证患者术后的乳房美观度，可根据患者乳房大小及肿瘤位置选择合适的手术方式，具体可参考Clough分类，也可根据中国保留乳房治疗专家共识制定的推荐术式进行选择。

近年来，随着乳腺肿瘤整形技术的不断发展，乳腺肿瘤整形技术的定义和分类也在不断完善，尤其是掌握该技术的乳腺外科医生技术的提升，使越来越多的患者可通过此技术，在保证肿瘤安全性的前提下，获得更好的乳房外形，最大程度上保持了乳房的外形，减少患者自卑心理的形成，让更多患者获得更高的生活质量。

第五节
围手术期管理

一、术前管理

（一）全面评估患者身体状况
体温、脉搏、血压、呼吸、精神状态、智力状况和运动能力。

（二）讲解术前准备工作及相关理论知识
进行术前谈话时，医护人员应根据个体情况向患者介绍麻醉、手术

（3）避免皮瓣出现张力。

（4）保持引流管通畅，避免皮下积液。

3. 处理措施

（1）对于早期缺血性改变，一经发现，应予以75%乙醇湿敷或硝酸甘油软膏外涂，可促进皮瓣血液循环。

（2）对于全层皮肤坏死的，若宽度<3.0 cm，可剪除坏死皮肤再重新缝合。

（3）大面积坏死者，在清除坏死组织后，要注意防止感染。

三、术后上肢淋巴水肿

1. 临床表现

患侧上肢周径比健侧上肢周径长<3.0 cm为轻度水肿，长3.0～5.0 cm为中度水肿，>5.0 cm为重度水肿。

2. 预防措施

（1）预防控制感染：保持患侧皮肤表面清洁；不宜在患侧肢体进行有创操作；洗涤时需佩戴宽松手套，避免蚊虫叮咬。

（2）避免高温环境。

（3）避免负重：术后2～4周避免上肢负重，一般负重不超过0.5 kg；4周后逐渐增加肌肉活动，尤其是抗阻力训练，但仍需避免提拉重物。

（4）避免上肢近端受压。

（5）注意睡姿，提高睡眠质量。患侧肢体高于心脏水平，可促进患肢血液回流；良好的睡眠可以兴奋迷走神经，激活淋巴系统，有效预防淋巴水肿。

3. 治疗措施

一般预防措施包括穴位按摩、弹力绷带包扎、患肢皮肤护理、患肢功能锻炼等，手术治疗则包括淋巴结移植、淋巴管吻合等。如患肢出现红肿、发热、疼痛等症状，或水肿突然加重，应及时进行血常规及其他相关检查，并给予抗炎治疗。

四、术后伤口感染

1. 临床表现

术后伤口感染表现为局部发红、肿胀、发热和疼痛,多伴有分泌物渗出。

2. 处理措施

拆除缝线,引流脓液,同时进行细菌培养;若为累及周围筋膜和肌肉的严重感染,需要进行急诊手术切开清创,防治休克,并行全身抗感染治疗。

五、乳头乳晕复合体坏死

1. 临床表现

乳头乳晕复合体丧失感觉,并且颜色发黑、发紫。

2. 坏死原因及处理措施

术中不注意保护乳头乳晕的血供,乳晕周围切口缝线张力过大和局部包扎过紧等,均可导致乳头乳晕复合体坏死。一旦发现乳头乳晕坏死,应立即拆除缝线,减小切口张力,更换创面敷料或二期再植乳头。

六、皮下血肿

1. 临床表现

皮下血肿多发生在术后24 h内,一般是皮瓣或者肌肉的血管壁受损,血液从血管内渗出形成的血肿,乳房皮肤可扪及波动感。

2. 处理措施

通过适当加压,冲洗引流管,一般血肿会慢慢吸收;若血肿范围比较大,可行伤口清创,缝扎出血点。

七、乳头及乳晕感觉异常

乳头感觉主要由第4肋间神经支配,术中可能损伤到第4肋间神经,导致乳头及乳晕感觉异常。

八、乳晕大小及外形欠佳

手术过程中要注意外形美观，协调乳晕与乳房的比例大小，以及双侧乳晕相互对称；若术后出现乳晕畸形，可在局部麻醉下矫正乳晕。

九、乳晕边缘瘢痕增生

可予醋酸曲安奈德和点阵激光治疗，减少乳晕边缘的瘢痕增生。

参考文献

[1] FANCELLU A, HOUSSAMI N, SANNA V, et al.Outcomes after breast-conserving surgery or mastectomy in patients with triple-negative breast cancer: meta-analysis[J].British Journal of Surgery, 2021, 108（7）: 760-768.

[2] SINNADURAI S, KWONG A, HARTMAN M, et al.Breast-conserving surgery versus mastectomy in young women with breast cancer in Asian settings: breast-conserving surgery versus mastectomy in young Asian women[J].BJS Open, 2018, 3（1）: 48-55.

[3] BAUMANN R, DUNST J.Breast-conserving surgery plus adjuvant radiotherapy better than mastectomy？: the 10-year survival data from the Netherlands[J].Strahlentherapie Und Onkologie, 2017, 193（4）: 344-346.

[4] BONIFACE J, SZULKIN R, JOHANSSON A.Survival after breast conservation versus mastectomy adjusted for comorbidity and socioeconomic status: national 6-year follow-up on 48 986 women[J].The Breast, 2021, 56: S69.

[5] WALJEE F, HU S, UBEL A, et al.Effect of esthetic outcome after breast-conserving surgery on psychosocial functioning and quality of life[J].J Clin Oncol, 2008, 26（20）: 3331-3337.

[6] JAGSI R, LI Y, MORROW M, et al.Patient-reported quality of life and satisfaction with cosmetic outcomes after breast conservation and mastectomy with and without reconstruction: results of a survey of breast cancer survivors[J].Ann Surg, 2015, 261（6）: 1198-1206.

[7] 马天怡, 王海波.肿瘤整形技术在保乳手术中的应用与进展[J].临床外科杂志, 2021, 29（3）: 215-217.

[8] 杨思原, 张季, 杨毅, 等.肿瘤整形保留乳房手术在乳腺癌外科治疗中的临床应用[J].中华乳腺病杂志（电子版）, 2019, 13（4）: 249-251.

[9] MOLINA J, SHELBY D, JANIS E.Key areas for development in oncoplastic

breast reconstruction[J].Plast Reconstr Surg Glob Open，2020，8（12）：e3273.

[10]CHATTERJEE A，GASS J，PATEL K，et al.A consensus definition andclassification system of oncoplastic surgery developed by the american society of breast surgeons[J].Ann Surg Oncol，2019，26（11）：3436-3444.

[11]CHATTERJEE A，REILAND J.ASO author reflections：the american society of breast surgeons definition of oncoplastic surgery[J].Ann Surg Oncol，2019，26（11）：3445.

[12]JANA D B，ROBERT S，JOHANSSON A L V.Survival after breast conservation vs mastectomy adjusted for comorbidity and socioeconomic status：a swedish national 6-year follow-up of 48 986 women[J].JAMA Surg，2021，156（7）：628-637.

[13]吕建鑫，张亚男.乳腺肿瘤整形保乳术及乳房重建手术[J].中国肿瘤外科杂志，2021，13（3）：216-219，224.

[14]WEBER P，SOYSAL D，FULCO I，et al.Standardization of oncoplastic breast conserving surgery[J].Eur J Surg Oncol，2017，43（7）：1236-1243.

[15]JÜRGEN H，WALLWIENER D.Classifying breast cancer surgery：a novel，complexity-based system for oncological，oncoplastic and reconstructive procedures，and proof of principle by analysis of 1 225 operations in 1 166 patients[J].BMC Cancer，2009，9（1）：1-9.

[16]CLOUGH B，KAUFMAN J，NOS C，et al.Improving breast cancer surgery：a classification and quadrant per quadrant atlas for oncoplastic surgery[J].Ann Surg Oncol，2010，17（5）：1375-1391.

[17]NANDA A，HU J，HODGKINSON S，et al. Oncoplastic breast-conserving surgery for women with primary breast cancer[J].Cochrane Database Syst Rev，2021，10（10）：CD013658.

[18]郭瑢，吴炅.乳腺癌乳房整形外科应用现状与进展[J].中国肿瘤外科杂志，2018，10（3）：141-146.

[19]DELAY E.Plaidoyer pour le développement de la chirurgie oncoplastique dans le traitement du cancer du sein [Plea for the development of oncoplastic surgery in breast cancer surgery][J].Ann Chir Plast Esthet，2008，53（2）：85-87.

[20]CLOUGH B，KROLL S，AUDRETSCH W.An approach to the repair of partial mastectomy defects[J].Plast Reconstr Surg，1999，104（2）：409-420.

[21]CLOUGH B，LEWIS S，COUTURAUD B，et al.Oncoplastic techniques allow extensive resections for breast-conserving therapy of breast carcinomas[J].Ann Surg，2003，237（1）：26-34.

[22]PETIT Y，LORENZI F，RIETJENS M，et al.Technical tricks to improve the

cosmetic results of breast-conserving treatment[J].Breast，2007，16（1）：13-16.

[23]吴炅，王永胜，柳光宇，等.保留乳房治疗专家共识（2020年版）[J].中国癌症杂志，2020，30（11）：912-967.

[24]吴炅.乳腺肿瘤整形与乳房重建专家共识（2022年版）[J].中国癌症杂志，2022，32（9）：836-924.

[25]REGAO S，HERNANZ F，ORTEGA E，et al.Oncoplastic techniques extend breast-conserving surgery to patients with neoadjuvant chemotherapy response unfit for conventional techniques[J].World Journal of Surgery，2009，33（10）：2082-2086.

[26]WEBER P，SOYSAL D，FULCO I，et al.Standardization of oncoplastic breast conserving surgery[J].European Journal of Surgical Oncology，2017，43（7）：1236-1243.

[27]BERTOZZI N，PESCE M，SANTI L，et al.Oncoplastic breast surgery: comprehensive review[J].European Review for Medical & Pharmacological Sciences，2017，21（11）：2572.

[28]CARTER A，LYONS R，KUERER M，et al.Operative and oncologic outcomes in 9861 patients with operable breast cancer: single-institution analysis of breast conservation with oncoplastic reconstruction[J].Annals of Surgical Oncology，2016，23（10）：1-9.

[29]MANSELL J，WEILER-MITHOFF E，STALLARD S，et al.Oncoplastic breast conservation surgery is oncologically safe when compared to wide local excision and mastectomy[J].Breast，2017，32（Complete）：179-185.

[30]FISHER B，ANDERSON S，BRYANT J，et al.Twenty-year follow-up of a randomized trial comparing total mastectomy, lumpectomy, and lumpectomyplus irradiation for the treatment of invasive breast cancer.[J].N Engl J Med，2002，347（16）：1233-1241.

[31]CLOUGH B，PARRA R，THYGESEN H，et al. Long-term results after oncoplastic surgery for breast cancer: a 10-year follow-up[J].Annals of Surgery，2017，268（1）：1.

[32]YIANNAKOPOULOU E C，MATHELIN C.Oncoplastic breast conserving surgeryand oncological outcome: systematic review[J].European Journal of Surgical Oncology，2016，42（5）：625-630.

[33]LOSKEN A，PINELL-WHITE X，HART A M，et al.The Oncoplastic reduction approach to breast conservation therapy: benefits for margin control[J]. Aesthetic Surgery Journal，2014，34（8）：1185-1191.

[34]LUCY D L C，BLANKENSHIP S A，CHATTERJEE A，et al.Outcomes after

oncoplastic breast-conserving surgery in breast cancer patients: a systematic literature review[J].Annals of Surgical Oncology, 2016, 23 (10): 1-12.

[35]WEBER P, SOYSAL D, FULCO I, et al.Standardization of oncoplastic breast conserving surgery[J].Eur J Surg Oncol, 2017, 43 (7): 1236-1243.

[36]URBAN C, LIMA R, SCHUNEMANN E, et al.Oncoplastic principles in breast conserving surgery[J].Breast, 2011, 20 (Suppl 3): S92-S95.

[37]MUNHOZ A M, MONTAG E, GEMPERLI R.Oncoplastic breast surgery: indications, techniques and perspectives[J].Gland Surg, 2013, 2 (3): 143-157.

[38]CANTÜRK, IMEK.Oncoplastic breast-conserving surgery according to tumor location[J].European Journal of Breast Health, 2021, 17 (3): 220-233.

[39]COCHRANE A, VALASIADOU P, WILSON R, et al.Cosmesis and satisfaction after breast-conserving surgery correlates with the percentage of breast volume excised[J].Br J Surg, 2003, 90 (12): 1505-1509.

[40]JIN S, XU B, SHAN M, et al. Clinical significance of oncoplastic breast-conserving surgery and application of volume-displacement technique[J].Ann Plast Surg, 2021, 86 (2): 233-236.

[41]CLOUGH B, BENYAHI D.Oncoplastic surgery: pushing the limits of breast-conserving surgery[J].Breast J, 2015, 21 (2): 140-146.

[42]刘利娜,刘云景,刘垠,等.巨乳缩小术围手术期的护理[J].中国美容医学,2007,16(11):1583-1584.

[43]陆春华,曹亚君,潘纬.垂直双蒂法巨乳缩小术围手术期护理[J].当代护士(下旬刊),2018,25(10):48-50.

[44]刘印,赵琳,周道明.巨乳缩小术围手术期的临床护理[J].中国疗养医学,2013,22(11):982-984.

[45]王宇,朱文君.垂直双蒂法巨乳缩小术围手术期护理[J].中国美容医学,2012,21(12):240-241.

[46]何一丹,余红.1例巨乳缩小术围手术期护理体会[J].世界最新医学信息文摘,2015,15(95):219-220.

[47]李英.1例乳腺癌保乳术后腹腔镜带蒂网膜瓣一期乳房重建术的护理体会[J].当代护士(下旬刊),2016,24(2):136-137.

[48]周德珍,許志彩,张国霞,等.带蒂背阔肌肌皮瓣整形保乳术后38例护理体会[J].齐鲁护理杂志,2007,13(8):25-26.

[49]吴锦明,张利萍,陈晓玲.重视术后疼痛护理[J].国外医学.护理学分册,2005,24(7):393-395.

[50]中国抗癌协会乳腺癌专业委员会.中国抗癌协会乳腺癌诊治指南和规范[J].中国癌症杂志,2021,31(10):814-818.

[51]叶丽丽，陈丽梅.倒"T"形切口法巨乳缩小术的围手术期护理[J].中国美容医学，2011，20（12）：1978-1979.

[52]陈孝平，汪建平，赵继宗.外科学（第九版）[M].北京：人民卫生出版社，2019：91-98.

[53]王科峰，陈国珠，毛华军，等.乳腺癌患者改良根治术后皮瓣坏死的防治[J].华夏医学，2015，28（6），77-80.

[54]DUG Y J, WOO L J, KYOO C Y, et al.Surgical techniques for personalized oncoplastic surgery in breast cancer patients with small- to moderate-sized breasts (Part 1)：volume displacement[J].Journal of Breast Cancer，2012，15（1）：1-6.

[55]杨国清.垂直双蒂瓣法缩乳术在乳腺增生症并巨乳手术中的应用[J].中国现代医药杂志，2009，11（12）：46-48.

[56]闫卫刚，葛斌，高睿心，等.乳房整形技术在乳腺癌保乳手术中的运用[J].中国保健营养，2019，29（14）：334.

[57]崔乐，马铭玉，邹丹，等.改良双环法与无垂直瘢痕下蒂瓣法乳房缩小术疗效比较[J].中国美容医学，2020，29（3）：65-69.

[58]亓晶，王书霞，朱霞.双环法乳房缩小术围手术期护理[J].中国美容医学，2009，18（3）：387.

[59]李虎羽，赵喜燕.疤痕止痒软化乳膏联合超脉冲二氧化碳点阵激光仪治疗增生性瘢痕的效果[J].现代仪器与医疗，2020，26（4）：74-77.

[60]李磊，阿迪力江·买买提明，地力木拉提·艾斯木吐拉.乳腺癌改良根治术后皮下积液与皮瓣坏死的原因及防治探讨[J].中国普外基础与临床杂志，2015，22（6）：725-728.

[61]陈国林，王凤军，薛英威，等.乳腺癌根治术后皮瓣坏死的预防[J].中国实用外科杂志，2001，21（4）：2.

[62]张爱民，王建华，侯俊明，等.乳腺癌术后皮下积液及皮瓣坏死的防治体会（附62例报告）[J].现代肿瘤医学，2009，17（2）：251-253.

[63]董立国，蒲永东，何建苗，等.乳腺癌根治性手术后皮瓣坏死的防治[J].中国普通外科杂志，2007，16（11）：1093-1095.

[64]徐根强，冀会学，吕峰.乳腺癌术后患侧上肢淋巴水肿原因及防治探讨[J].现代肿瘤医学，2006，14（7）：825-826.

[65]栾杰，杨佩瑛，凌诒淳，等.乳房深部动脉供应及乳房内部血管构筑的巨微解剖[J].中华整形烧伤外科杂志，1992，8（3）：204-207.

[66]栾杰，严义坪.对乳房深部血供的解剖学再认识[J].中华整形外科杂志，2003，19（5）：391.

（编者：黎嘉伦，于淼，刘国庆，陈意豪　审校：黄宝怡，邱璞）

第五章
网球拍保乳技术的运用

第一节 概述及适用范围

网球拍保乳技术的运用

一、概述

网球拍保乳技术是最常用的保乳整形技术之一,其切口分为两部分,即环乳晕的双环形切口及沿肿瘤方向的楔形切口,切除楔形切口内的肿瘤及其周围适量的正常腺体组织,去除环形切口内的表皮,并充分游离皮下组织和腺体,最后按组织层次对合腺体并缝合。

二、适应证

（1）适用于肿瘤与乳头乳晕中等距离及肿物位于乳房外侧象限者。

（2）肿瘤直径≤3.0 cm。

（3）美国癌症联合委员会（American Joint Committee on Cancer，AJCC）癌症分期为Ⅰ、Ⅱ期。

（4）肿瘤距皮肤较近者。

三、禁忌证

（1）不能接受后续的放疗。

（2）有弥漫性分布的多中心钙化灶。

（3）切缘无法达到阴性。

（4）炎性乳腺癌。

第二节 手术评价

一、优点

（1）手术时间较短，手术范围较小，术后并发症少。

（2）有效解决因癌灶切除范围过大引起乳房下皱襞移位等问题。

二、缺点

（1）对于乳房较小或肿瘤较大的患者，过度切除可能会导致乳头乳晕复合体明显移位或因残余腺体修复不足影响乳房的外观。

（2）瘢痕较明显。

第三节 术前设计

网球拍保乳技术的切口由两部分组成，一部分相当于"球拍面"的环乳头乳晕复合体（NAC）的双环形切口；另一部分相当于"球拍柄"，即肿瘤在皮肤投影位置的楔形切口。其长轴径穿过乳头中心，底边靠近双环的外圈。此外，双环形切口要求外圈闭合时应与内圈紧密贴合，因此外圈的长度减去楔形底部的长度应等于内圈的长度，以减小皮肤张力。网球拍保乳技术示意图见图5-1。

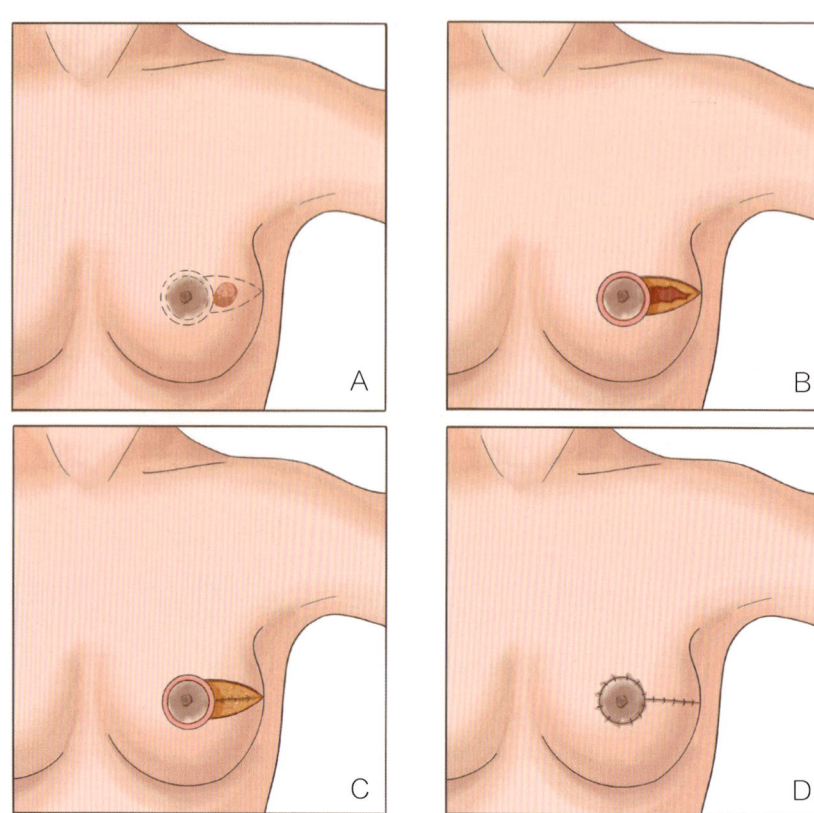

A：切口设计。B：癌灶切除。C：瘤腔修复。D：缝合切口。
图5-1 网球拍保乳技术示意图

第四节
手术步骤

一、体位摆放

患者取平卧位，插管全身麻醉后，患侧上肢外展90°并固定，垫高肩胛区，使腋窝略向外侧显露，常规予碘伏消毒术野皮肤，并铺无菌巾单。

二、切口设计及病灶切除

环乳头乳晕复合体做双环形切口，根据肿瘤在皮肤表面的投影位置做楔形切口。提起皮瓣边缘,以纱布加压对抗乳腺。沿浅筋膜浅层分离皮瓣到癌灶边缘2.0～3.0 cm,垂直切开乳腺组织直达胸大肌筋膜。切除癌灶及周围约2.0 cm的正常乳腺组织,完全切除乳腺肿瘤后,取瘤腔四侧切缘、顶部及基底部6块组织,术中冰冻送检,确保切缘无肿瘤细胞残留,并在瘤腔的3、6、9、12点处留置钛夹。

三、瘤腔修复

术中应充分游离瘤腔附近的腺体组织,使皮瓣、腺体、胸大肌充分分离,将残留腺体以乳头为中心轴通过旋转靠拢,或使周围去表皮的真皮组织瓣翻转、折叠充填残腔;充分止血后,将周围去表皮的真皮组织与残留腺体缝合并放置引流管;最后,按组织层次缝合皮肤。

第五节 手术总结

手术是早期乳腺癌的重要治疗手段,经过多年的临床实践与发展,早期乳腺癌的外科手术已从乳腺癌根治术过渡为联合放疗的保乳手术。

有证据表明,传统保乳手术受肿瘤大小与位置的影响,术后容易出现乳房回缩、乳头移位、局部凹陷等并发症,美学效果较差。近年来,随着人们健康观念的变化,为更符合患者对术后乳房外形与触感的追求,保乳整形手术应运而生。

网球拍保乳技术是最常用的乳房整形手术之一,与传统的乳腺癌保乳手术相比,其不仅扩大了手术适应证的范围,提高了保乳率,还可以解决因乳腺或皮肤缺陷引起的乳房轮廓变形、乳头和下皱襞移位等问题。手术切口包括环乳头乳晕复合体双环形切口,以及肿瘤在皮肤表面投影位置的楔形切口。手术步骤包括乳腺肿物切除、各组织层次对合及乳头乳晕成形。当腺体较少时，完整切除肿瘤及周围部分正常腺体会导致乳头乳晕复合体明显移位，影响乳房外形。此时，应联合对侧乳房进行缩乳手术，以获得良好的美容效果。

第六节 真实案例

病例1

一、病史简介

患者刘某，女，48岁，因"发现左乳肿物7天"入院。查体：左乳3点方向可触及一大小约1.6 cm×1.2 cm的肿物，质硬；左侧腋窝未触及肿大淋巴结。

二、术前彩超

（1）左侧乳腺3点方向结节（BI-RADS 4B类）。
（2）左侧腋窝未见肿大淋巴结。

三、手术方式

左乳腺癌网球拍保乳根治术+左腋窝前哨淋巴结活检术。患者术中图片见图5-2。

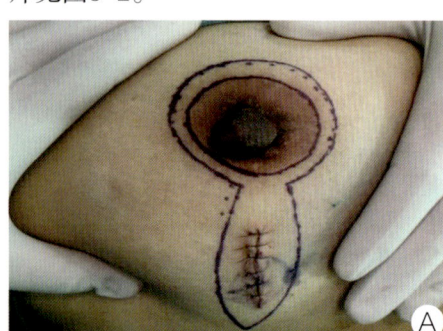
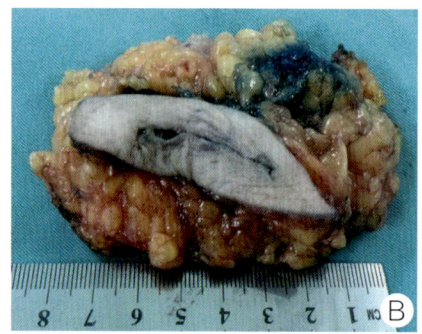

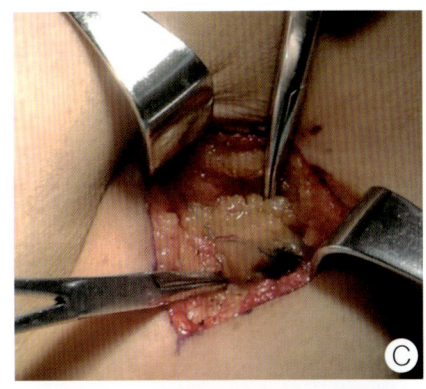
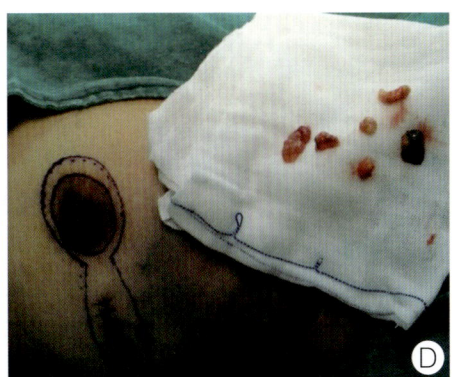
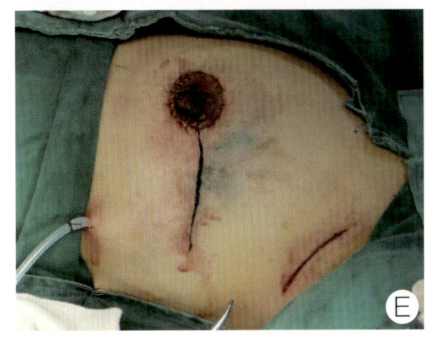

A：切口设计。B：病灶切除。C：前哨淋巴结。D：手术病理。E：瘤腔修复。

图5-2 患者术中图

四、手术病理

（1）（左乳）浸润性导管癌，癌灶最大直径约为1.2 cm，Ⅱ级；未见明确的神经束侵犯；切缘组织未见癌。

（2）（左腋窝前哨）淋巴结见癌转移（0/3）。

（3）免疫组化：ER（90%，3+），PR（90%，3+），Her-2（3+），Ki-67（约20%）。

五、诊断

左乳非特殊型浸润性导管癌（pT1cN0M0 Ⅰa期，Luminal B2型）。

六、后续治疗

予TC（多西他赛+环磷酰胺）×4方案联合曲妥珠单抗+放疗，后续予内分泌治疗（枸橼酸托瑞米芬片，60 mg，每天1次）。

七、术后恢复情况

患者术后3个月恢复情况见图5-3。

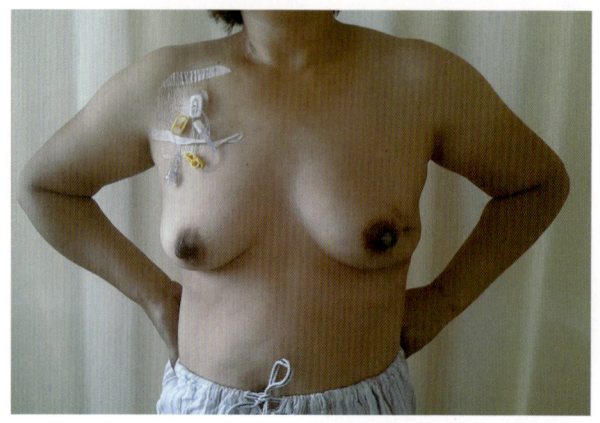

图5-3 患者术后3个月恢复情况

病例2

一、病史简介

患者许某,女,46岁,因"发现左乳肿物2天"入院。查体:左乳3点方向可触及一大小约2 cm×1.5 cm的肿物,质硬;左侧腋窝可触及肿大淋巴结,大小约2.3 cm×0.9 cm,质硬,未见融合。

二、术前钼靶

患者术前钼靶(图5-4)示:双乳腺体B型,左乳晕区可见卵圆形等密度肿块,边界模糊,最大直径约为2.3 cm,距乳头约0.8 cm。钼靶诊断为左乳BI-RADS 4A类。

三、术前彩超

患者术前彩超(图5-5)示:①左侧乳腺3点方向近乳头低回声结节(BI-RADS 4C类);②左侧乳腺3点方向低回声结节(BI-RADS 4A

类）；③左侧腋窝淋巴结皮质部局限性增厚。

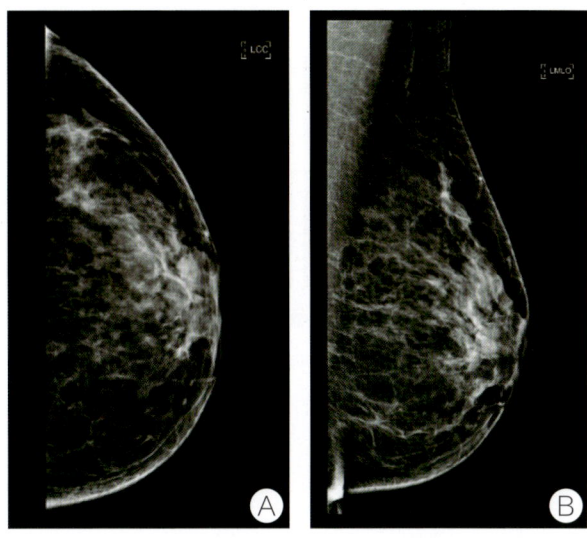

A：左乳正位片。B：左乳斜位片。

图5-4 患者术前钼靶影像

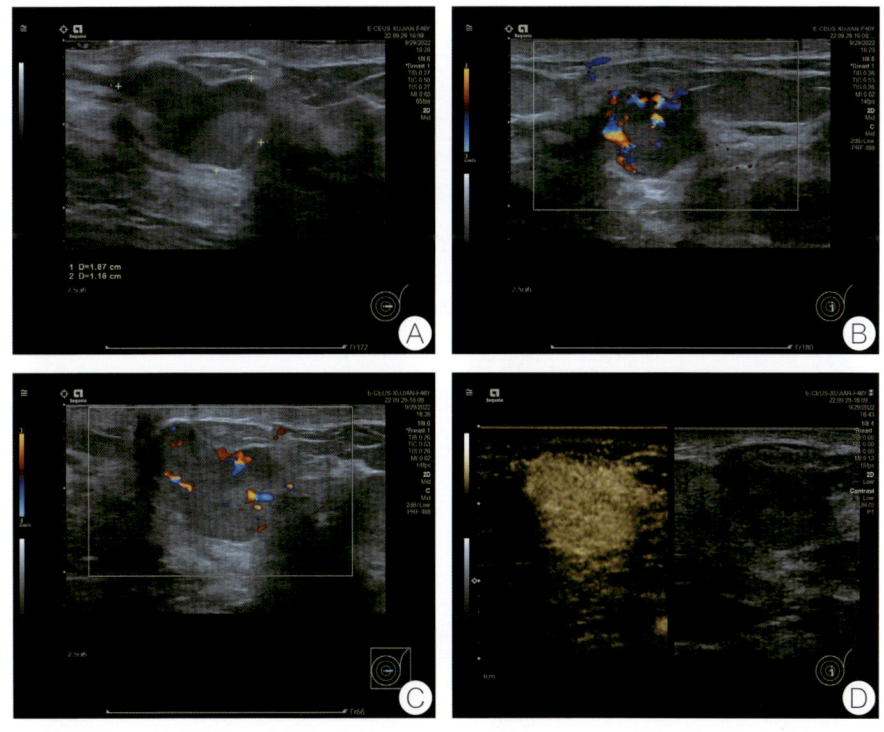

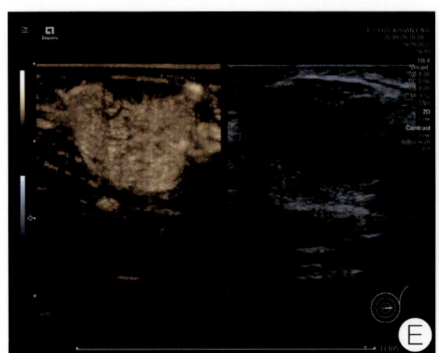
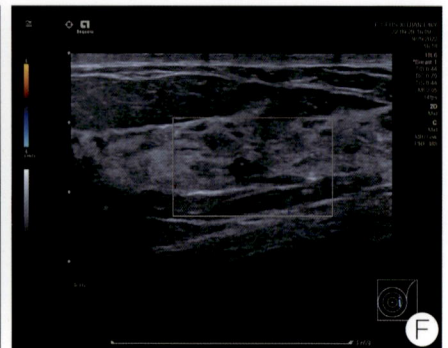

A、B、C：左乳3点方向近乳头处彩超二维灰阶图。D：左乳3点方向近乳头处彩超造影图。E：左乳3点方向彩超造影图。F：左乳3点方向彩超二维灰阶图。

图5-5　患者术前乳腺彩超影像

四、手术方式

左乳腺癌网球拍保乳根治术+左腋窝前哨淋巴结活检术+腋窝淋巴结清扫术。患者术中图片见图5-6。

五、手术病理

（1）（左乳）非特殊型浸润性导管癌，癌灶最大直径约1.6 cm，Ⅲ级；未见明确的神经束侵犯；切缘组织未见癌。

（2）左腋窝前哨淋巴结见癌转移（1/5）；送检腋窝淋巴结13枚，未见癌转移（0/13）。

（3）免疫组化：ER（90%，2+～3+），PR（90%，3+），Her-2（2+，弱阳性），Fish阴性，Ki-67（约40%）。

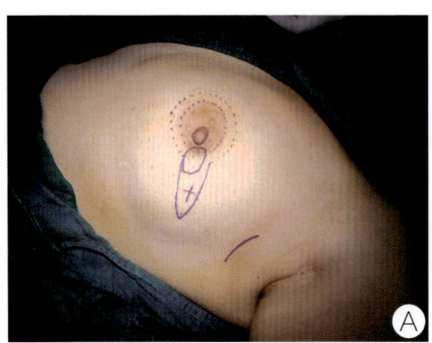
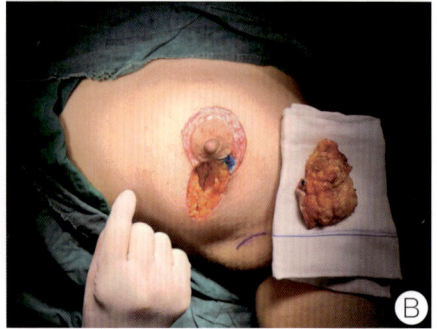

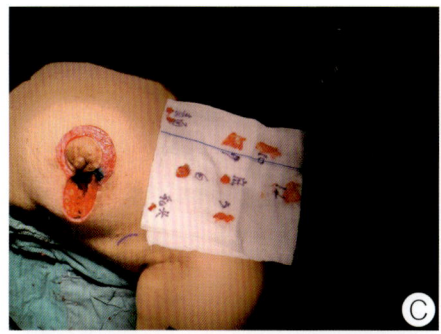
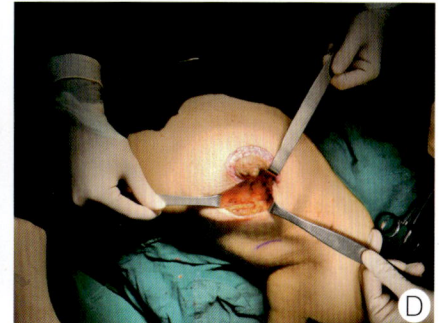
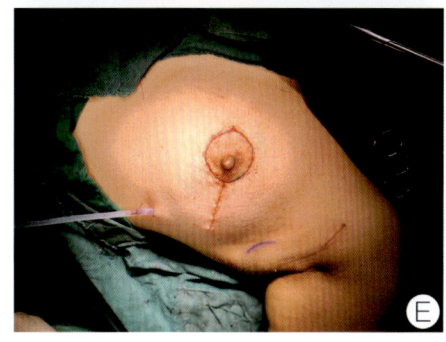

A：切口设计。B：病灶切除。C：送检切缘。D：残腔。E：瘤腔修复。

图5-6 患者术中图

六、诊断

左乳非特殊型浸润性导管癌（pT1cN1aM0 Ⅱa期，Luminal B1型）。

七、后续治疗

予AC（表阿霉素+环磷酰胺）×4→T（多西他赛）×4方案辅助化疗+放疗，后续予卵巢功能抑制（ovarian function suppression，OFS）+芳香化酶抑制剂（aromatase inhibitor，AI）内分泌治疗。

八、术后恢复情况

患者术后3个月恢复情况见图5-7。

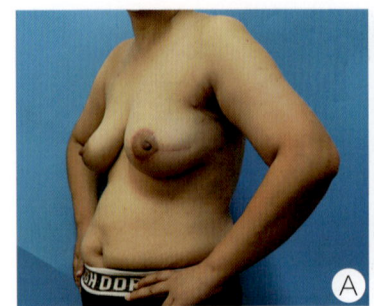
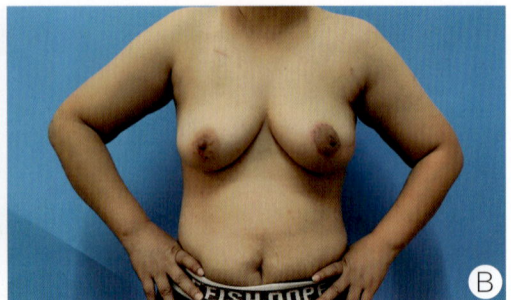
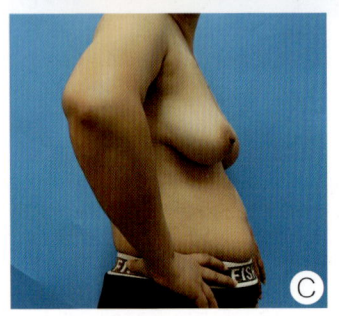

A：左侧位。B：正位。C：右侧位。

图5-7　患者术后3个月恢复情况

参考文献

[1] 陈志强，凌煜伟，康骅，等.早期乳腺癌保留乳房手术中的组织缺损修复[J].中华乳腺病杂志，2021，15（3）：169-173.

[2] 张刚，李中，林晓萌，等.整形技术在乳腺癌保乳手术中的应用[J].中国肿瘤外科杂志，2013，5（6）：3.

[3] 胡震.保乳整形手术中的容量移位技术[J].中国实用外科杂志，2019，39（11）：1231-1234.

[4] 黄光钺，吴煌福，宋姐峰.球拍形切口乳房成形术与非整形保乳手术治疗早期乳腺癌疗效比较[J].中国美容医学，2019，28（6）：91-94.

[5] 马天怡，王海波.肿瘤整形技术在保乳手术中的应用与进展[J].临床外科杂志，2021，29（3）：215-217.

[6] DUG Y J, WOO L J, KYOO C Y, et al.Surgical techniques for personalized oncoplastic surgery in breast cancer patients with small- to moderate-sized breasts（part 2）：volume replacement[J].Journal of Breast Cancer，2012，15（1）：1-6.

[7] 姚成才，黄传蔷，严国标，等.容积移位技术在早期乳腺癌保乳手术中的应用[J].中国基层医药，2016，23（2）：238-241.

[8]张永辉,王勇,孙小虎,等.个体化乳腺癌保乳术165例临床分析[J].临床肿瘤学杂志,2016,21(3):257-261.

[9]于芷晗,常铁君,曲岩,等.整形外科技术在早期乳腺癌保乳手术中的临床应用[J].医学与哲学,2016,37(4):51-52,76.

[10]马天怡,王海波.肿瘤整形技术在保乳手术中的应用与进展[J].临床外科杂志,2021,29(3):215-217.

[11]SPEAR L,PELLETIERE V,WOLFE J,et al.Experience with reduction mammoplasty combined with breast conservation therapy in the treatment of breast cancer[J].Plast Reconstr Surg,2002,111(3):1102-1109.

[12]RAINSBURY R.Surgery insight:oncoplastic breast-conserving reconstruction-indications,benefits,choices and outcomes[J].Nat Clin Pract Oncol,2007,4(11):657-664.

[13]BULSTRODE W,SHORTRI S.Prediction of cosmetic outcome following conservative breast surgery using breast volume measurements[J].Breast,2001,10(2):124-126.

(编者:刘国庆 审校:罗康维)

第六章
J形保乳技术的运用

第一节 概述

J形保乳技术的运用

保乳整形的英文名称为"oncoplastic surgery",最早在1993年由Audretsch等提出。J形保乳技术是保乳手术中常用的切口设计方法,适用于乳房外下象限的肿瘤。此外,J形保乳技术也作为常用的缩乳技术,适用于不同程度的乳房下垂,以及轻中度的乳房肥大和乳房不对称,同时可用于矫正乳房外下象限的畸形。由于J形保乳技术同时切除肿瘤投影位置的皮肤,因此,肿瘤靠近或者侵犯皮肤者也适合采用这种术式。利用J形保乳技术可以完美解决因为乳腺腺体和皮肤缺损而导致的乳腺轮廓凹陷、乳头及乳房下皱襞移位等一系列问题。

第二节 手术适应证与禁忌证

一、适应证

(1)适用于肿物位于乳房外下象限者。
(2)肿瘤直径≤2.0 cm。

二、禁忌证

(1)不能接受后续的放疗。
(2)呈弥漫性分布的多中心钙化灶。
(3)切缘无法达到阴性。
(4)炎性乳腺癌。

第三节 手术评价

一、优点

（1）较好地解决因为乳腺腺体和皮肤缺损而导致的乳房轮廓变形、乳头及乳房下皱襞变形等问题。

（2）术中可以调整乳头乳晕的位置，避免出现乳头移位的现象。

（3）手术时间短，失血少，创伤小，并发症的发生率低，术后恢复快。

二、缺点

（1）乳头乳晕复合体可能出现坏死。

（2）适应证较为局限，一般只适合位于乳房外下象限的肿瘤。

（3）术后乳房可能遗留较长的瘢痕，尤其是瘢痕体质者。

（4）术后乳晕乳头复合体的不同及乳房大小和下垂程度不同都会造成乳房不对称。

第四节 术前设计

J形保乳技术的切口设计由两部分构成。一部分是环绕乳头乳晕复合体的双环形切口；另一部分是类似柄朝外下的网球拍法，"球拍柄"沿着皮纹的方向设计成开口朝上的弧形，因此，J形保乳技术也被认为是网球拍法的变化术式，手术示意图见图6-1。

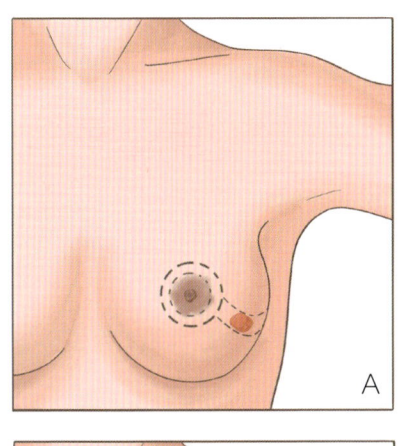
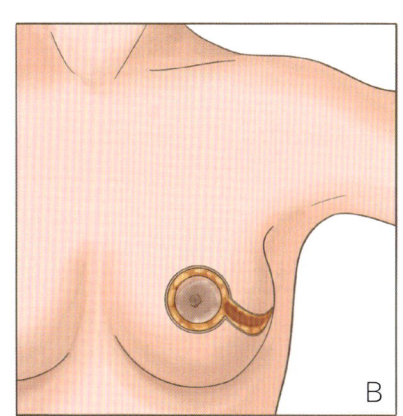
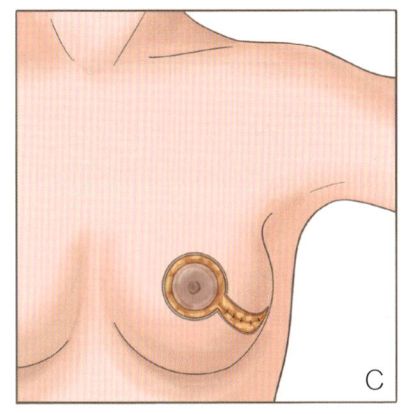
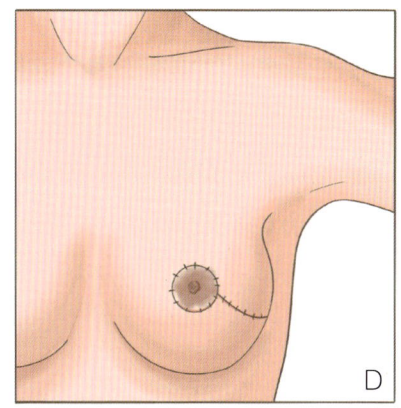

A：肿物位置。B：切除病灶。C：瘤腔修复。D：缝合切口。

图6-1　J形保乳技术手术示意图

第五节

手术步骤

一、病灶切除

沿设计切口切开皮肤和皮下组织至乳腺腺体表面，在保证肿瘤切缘安全的情况下，垂直切到后间隙，直至切除胸大肌筋膜，移除肿瘤标本。然后将双环形切口内的皮肤表皮去除，同时在双环内沿乳晕外周将楔形底边两侧延长线的皮肤侧方切开，以保障皮肤缝合外环对合时不会造成乳头变形。切除肿瘤边缘后，应快速进行组织病理学检查，以评估切缘的安全性。若切缘为阳性，应在扩大切除肿瘤边缘后，再次取切缘组织送检。

二、钛夹放置

在残腔周围3、6、9、12点方向腺体处放置钛夹，以作放疗标记。

三、瘤腔修复

充分游离两侧皮瓣下方的腺体，若在术中发现乳头乳晕区域不够饱满，可将游离出来的皮瓣两侧腺体在此区域呈叠瓦式放置，后沿切口方向，采用腺体基底对基底的方式缝合。缝合皮肤时，双环形切口的外环对合时要求与内环紧密贴合，同时要避免皮肤的过度牵拉。建议使用不可吸收线进行缝合。根据术中情况，可决定在腋窝及肿瘤残腔中放置引流管。

第六节 手术技巧

J形保乳技术手术技巧如下：

（1）双环形切口在设计时，外环周长减去楔形底边的长度应该尽量等于内环周长，这样才能保证双环缝合后自然贴合，不会造成皮肤的过度牵拉。

（2）J形切口类似柄朝下的网球拍法，但双环的外环会更大一些，外环的圆心比内环更高，这样可以让乳头提升至新的位置。

（3）双环形切口去除表皮后，应尽可能避免其靠近内侧真皮组织的毛细血管网，以降低乳头发生坏死的概率。

（4）在游离两侧皮瓣时，尽可能多地保留皮下的脂肪组织，避免术后出现皮瓣坏死及乳房局部凹陷。

第七节 手术注意事项

J形保乳技术注意事项如下：

（1）应注意保护剩余腺体组织基底膜与胸大肌筋膜之间的穿支血管。

（2）应注意保持乳房表面皮肤张力均匀一致，以获得良好的乳房外形。

（3）注意术前切口设计，避免出现"猫耳"畸形。

（4）切除肿块时，应注意保护乳晕区的周围神经，否则易导致术后初期乳头乳晕区感觉障碍。

（5）乳头乳晕复合体的位置和大小对双乳的对称性非常关键，若对侧不进行处理很难实现良好的对称，因此，临床一般通过对健侧实行同样的整形术来弥补此缺陷。

第八节 手术总结

传统保乳手术的局部复发率是10%~14%，乳腺肿瘤整形技术的局部复发率为2%~9%，这种区别是由于乳腺肿瘤整形技术遵循了肿瘤学的原则，扩大了切除边缘，从而降低了复发率。大规模临床数据已经证实，保乳手术+放疗与全乳切除术具有相同的肿瘤安全性和生存率，同时可保留女性乳房外形的完整性，从而使患者获得更高的生活质量。

J形保乳技术是一种简单、可行、实用的乳腺肿瘤整形技术，较多用于乳房外下象限肿瘤残腔的修复，不仅扩大了保乳手术的适应证范围，还显著提高了手术后患侧乳房的美观度。随着越来越多的乳腺癌患者在影像学的辅助下，能够在疾病早期就能筛查出来，J形保乳技术应用前景广泛。

此外，J形保乳技术作为传统缩乳手术的方法之一，其经塑形后具有外形良好、瘢痕小、乳头乳晕血供较好等优点，尤为适用于乳房中重度下垂的乳腺癌患者。但此法较为局限，一般只适用于位于乳房外下象限的肿瘤。对于乳房其他象限的肿瘤，需根据具体情况充分考虑合适的术式，以便在保证患者肿瘤安全性的前提下，尽可能地使患者的乳房外形保持完整和美观。

第九节 真实案例

📁 病例1

一、病史简介

患者陈某，女，46岁，因"发现左乳肿物4天"入院。查体：左乳5点方向可触及一大小约2.0 cm×1.5 cm的肿物，质硬；左侧腋窝未触及明显肿大淋巴结。

二、术前钼靶

患者术前钼靶（图6-2）示：双乳腺体呈C形，双乳多发结节，双乳散在钙化灶。钼靶诊断为双乳BI-RAD 4A类。

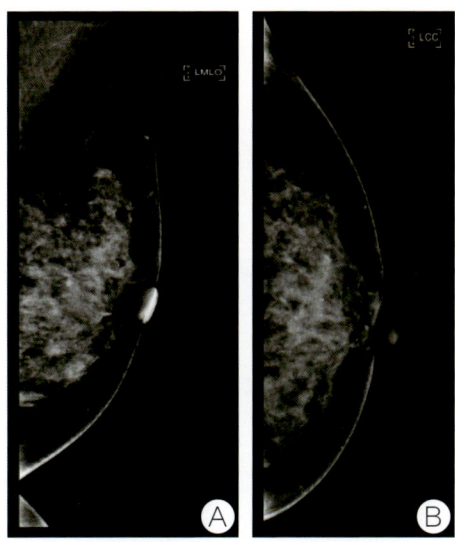

A：左乳正位片。B：左乳斜位片。

图6-2 患者术前钼靶影像

三、术前彩超

患者术前乳腺彩超（图6-3）提示：①左侧乳腺5点方向低回声结节（BI-RADS 4C类）；②左侧腋窝未见肿大淋巴结。

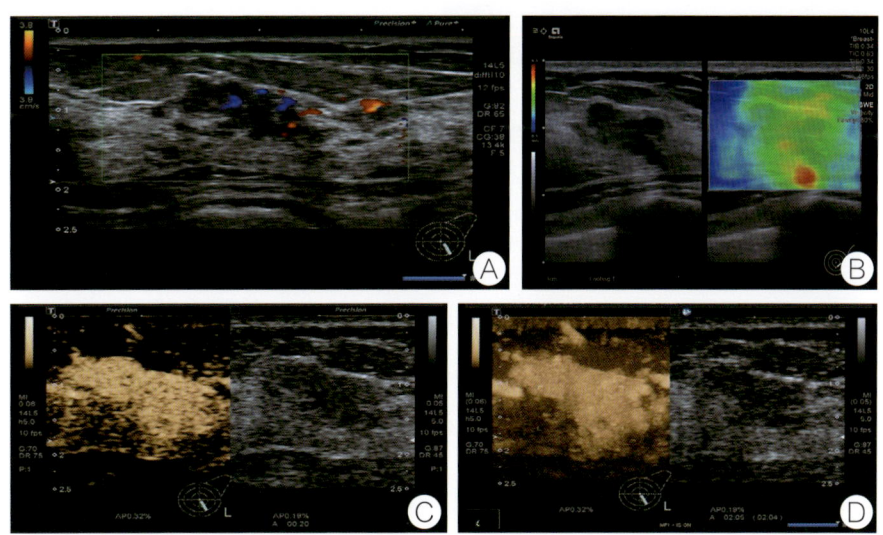

A：左乳5点方向结节灰阶二维图。B：左乳5点方向结节弹性成像图。

C、D：左乳5点方向结节造影图。

图6-3 患者术前乳腺彩超影像

四、手术方式

左乳腺癌J形保乳根治术+左腋窝前哨淋巴结活检术。患者手术图片见图6-4。

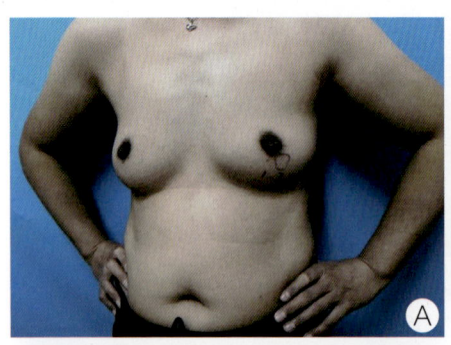
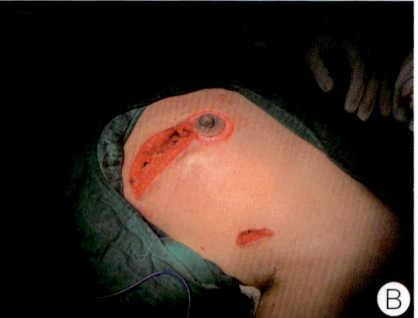
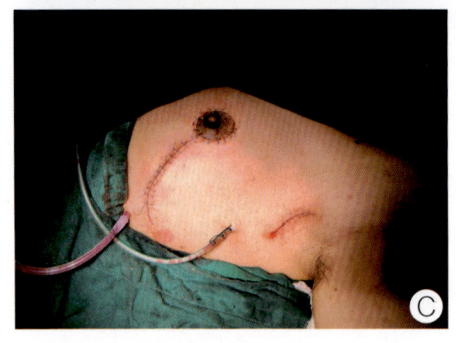

A：术前标记。B：病灶切除。
C：瘤腔修复。

图6-4 患者手术图

五、手术病理

（1）（左乳）符合导管原位癌（高级别核，筛孔型，粉刺型，实体型），切缘组织及皮肤未见癌。

（2）（左前哨）淋巴结未见转移癌（0/4）。

（3）免疫组化：ER（约90%，3+），PR（约80%，3+），Her-2（2+，弱阳），Ki-67（约10%），CK5/6（肌上皮+），P63（肌上皮+），SMMHC（肌上皮+）。

六、诊断

左乳导管原位癌（pTisN0M0 0期）。

七、后续治疗

予放疗联合内分泌治疗（他莫昔芬，10 mg/次，每天2次，口服）。

病例2

一、病史简介

患者黎某，女，43岁，因"发现左乳肿物11天"入院。查体：左乳4点方向可触及一大小约1.8 cm×1.2 cm的肿物，质硬；左侧腋窝未触及明显肿大淋巴结。

二、术前彩超

（1）左侧乳腺4点方向低回声结节（BI-RADS 5类）。
（2）左侧腋窝未见肿大淋巴结。

三、手术方式

左乳腺癌J形保乳根治术+左腋窝前哨淋巴结活检术。患者术中图片见图6-5。

四、手术病理

（1）（左乳）浸润性导管癌，癌灶最大直径约1.5 cm，Ⅲ级；未见明确神经束侵犯；切缘组织未见癌。
（2）（左前哨）淋巴结未见转移癌（0/5）。
（3）免疫组化：ER（约10%，2+），PR（约60%，3+），Her-2（1+），Ki-67（约30%）。

五、诊断

左乳浸润性癌（pT1N0M0 Ia期，Luminal B1型）。

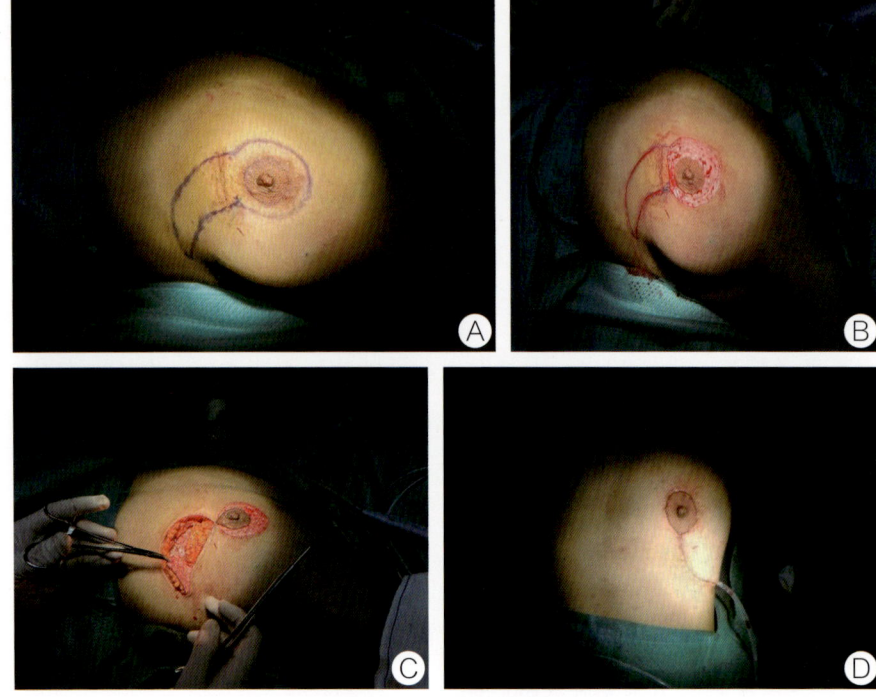

A：术前画线。B：环内去表皮。C：病灶切除。D：瘤腔修复。

图6-5 患者术中图

六、后续治疗

予AC（表阿霉素+环磷酰胺）×4方案辅助化疗+放疗，后续予内分泌治疗（他莫昔芬，10 mg/次，每天2次，口服）。

参考文献

[1]AUDRETSCH W，REZAI M，SCHMITT G，et al.Oncoplatic surgery in breast conserving therapy and flap supported operability；proceedings of the The Annual Symposium on Breast Surgery and Body Contouring [C]. Santa Fe：New Mexico，1993.

[2]RAINSBURY R.Surgery insight：oncoplastic breast-conserving reconstruction-indications，benefits，choices and outcomes [J]. Nat Clin Pract Oncol，2007，4

（11）：657-664.

[3]GASPERONI C，SALGARELLO M，GASPERONI P.A personal technique：mammaplasty with J scar[J]. Ann Plast Surg，2002，48（2）：124-130.

[4]MUNHOZ M，MONTAG E，ARRUDA E，et al.Immediate conservative breast surgery reconstruction with perforator flaps： new challenges in the era of partial mastectomy reconstruction[J].Breast，2011，20（3）：233-240.

[5]ELBAZ S.Technic of mammoplasty by a J cicatrix [J]. Ann Chir Plast，1975，20（2）：101-111.

[6]张浩，周文斌，周茜，等.环乳晕切口在乳腺癌保乳手术中的应用[J].中华实验外科杂志，2013，30（2）：383-385.

[7]PATANI N，CARPENTER R.Oncological and aesthetic considerations of conservational surgery for multifocal/multicentric breast cancer [J]. Breast J，2010，16（3）：222-232.

[8]胡震.保乳整形手术中的容量移位技术[J].中国实用外科杂志，2019，39（11）：1231-1234.

[9]GURLEYIK G，KARAGULLE H，ERIS E，et al.Oncoplastic surgery；volume displacement techniques for breast conserving surgery in patients with breast cancer[J]. Acta Chir Belg，2017，117（3）：169-175.

[10]HOFMANN K，HOFMANN C，BASSETTO F.Breast reduction：modified "Lejour technique" in 500 large breasts[J].Plast Reconstr Surg，2007，120（5）：1095-1104.

[11]LONGO B，TIMMERMANS F，FARCOMENI A，et al.Septum-based mammaplasties：surgical techniques and evaluation of nipple-areola sensibility[J].Aesthetic Plast Surg，2020，44（3）：689-697.

[12]YANG D，LEE W，CHO K，et al. Surgical techniques for personalized oncoplastic surgery in breast cancer patients with small- to moderate-sized breasts（part 1）：volume displacement [J]. J Breast Cancer，2012，15（1）：1-6.

[13]BONG J，PARKER J，CLAPPER R，et al. Clinical series of oncoplastic mastopexy to optimize cosmesis of large-volume resections for breast conservation [J]. Ann Surg Oncol，2010，17（12）：3247-3251.

[14]CARTER A，LYONS R，KUERER M，et al.Operative and oncologic outcomes in 9861 patients with operable breast cancer：singleinstitution analysis of breast conservation with oncoplastic reconstruction [J]. Ann Surg Oncol，2016，23（10）：3190-3198.

[15]张刚，李中，林晓萌，等.整形技术在乳腺癌保乳手术中的应用[J].中国肿瘤外科杂志，2013，5（6）：380-382.

（编者：曾香凝　审校：黄宝怡）

第七章
皮肤腺体瓣整体旋转保乳技术的运用

第一节 概述

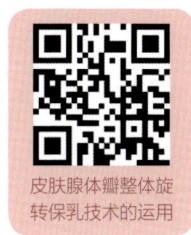
皮肤腺体瓣整体旋转保乳技术的运用

皮肤腺体瓣整体旋转技术是保乳手术中一种较为常见的整形修复技术。该技术主要通过游离乳房外下象限的皮肤腺体瓣，以乳头乳晕复合体为轴，整体旋转移位来修复乳房内下象限的局部缺损，以获得较好的乳房外形重塑。在内下象限肿瘤保乳手术中，预估切除范围无法通过一级水平保乳来修复乳房变形时可采取此技术。

第二节 手术适应证与禁忌证

一、适应证

（1）乳房体积为250～300 mL。
（2）肿瘤与乳头乳晕的距离≥2.0 cm。
（3）肿瘤直径≤5.0 cm。

二、禁忌证

（1）不能接受后续的放疗。
（2）有弥漫性分布的多中心钙化灶。
（3）切缘无法达到阴性。
（4）炎性乳腺癌。

第三节 手术评价

一、优点

（1）皮肤腺体瓣切口位于乳房下皱襞，有利于切口的隐蔽。

（2）皮肤腺体瓣可耐受放疗。

（3）操作简单，术后美容效果较好。

（4）皮肤腺体瓣带蒂旋转，在一定程度上保证了皮肤腺体瓣的血运，降低皮瓣的坏死率。

二、缺点

（1）不适用于有较大面积皮肤侵犯或破溃的乳腺癌。

（2）修复缺损范围较大时，术后乳房位置有所上提，部分伴有乳头移位，极个别出现整个乳房外观的扭曲畸形。

（3）近下皱襞处组织欠饱满，自然垂度稍欠理想。

第四节 术前设计

一、术前评估

（1）评估患者乳腺癌的位置、大小、边界，以及是否为多灶、是否侵袭皮肤等情况。

（2）预估手术切口的范围及预期转移皮瓣的面积。

（3）评估全身有无远处转移。

二、术前切口设计

首先，术前用亚甲蓝画出病灶切除范围，取乳房内侧及下皱襞的"镰刀形"切口，在肿块两侧分别以乳头乳晕为中心做放射性切口；其次，为预防"猫耳"的形成，可在下皱襞切口两侧预留2个小的三角形切口。为预防乳头移位，可联合设计乳头双环形切口，手术示意图见图7-1。

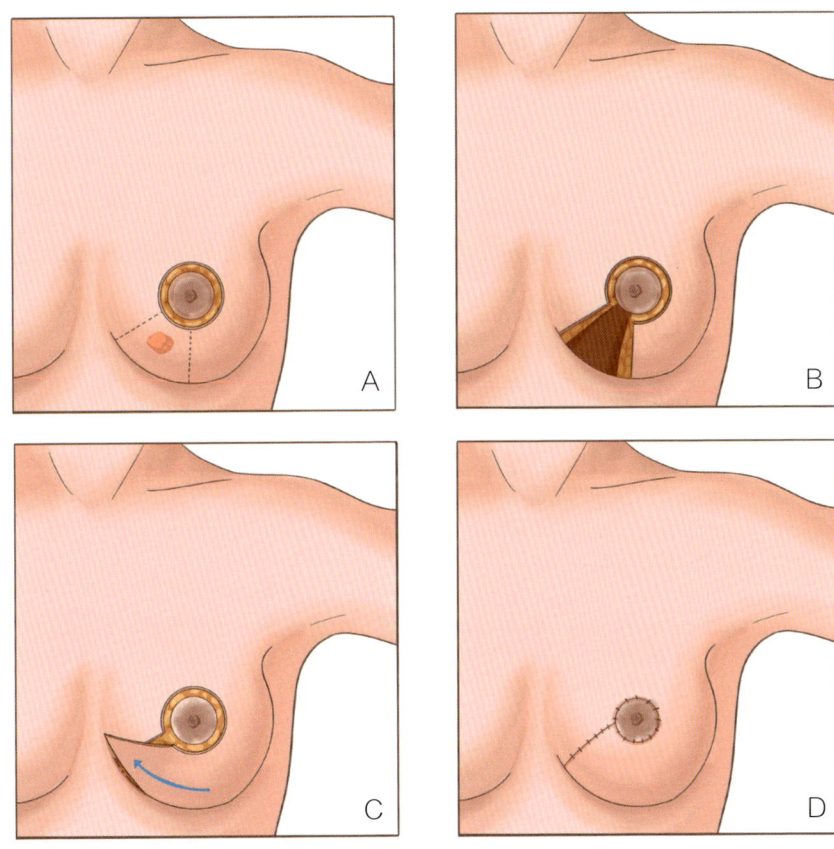

A：切口设计。B：病灶切除。C：瘤腔修复。D：缝合切口。
图7-1 皮肤腺体瓣整体旋转保乳技术示意图（联合环乳头乳晕切口）

第五节 手术步骤

一、体位摆放

患者取仰卧位，插管全身麻醉后，患肢外展90°并固定，垫高肩胛区，常规消毒铺巾。

二、病灶切除

沿着术前手术切口设计，切开皮肤，将肿瘤及其周围1.0～2.0 cm的正常乳腺组织和表面皮肤切除，术中取残腔3、6、9、12点及其基底送术中冰冻病理切片，保证切缘无肿瘤细胞残留，放置钛夹，做好标记定位，有助于配合术后辅助放疗。

三、瘤腔修复

游离皮肤腺体瓣前缘直达深筋膜层，将皮下组织、脂肪组织及腺体组织整体游离并向内旋转，填充局部缺损。充分止血后，留置引流管，按腺体、皮下、皮肤分层缝合。

第六节 手术要点

皮肤腺体瓣整体旋转保乳技术的手术要点如下：
（1）术前借助彩超等各项影像学检查，准确定位肿瘤位置。此外，根据肿瘤大小及双侧乳房下垂度，设计皮肤腺体的切口及切取面积。

（2）术中采取皮瓣整块游离的方式，将乳房外侧皮瓣旋转至内侧象限缺损处，分层缝合。

（3）术中尽量保留皮瓣基底部的穿支血管，减少术后皮瓣缺血性坏死的发生率。

（4）在皮瓣远端处适当切除一小等腰三角形，避免伤口缝合时出现"猫耳样"凸起。

（5）同时在乳房及腋窝伤口放置引流管，加强引流，减少伤口无效腔窦道形成的概率。

（6）若切除肿物范围较大时容易引起乳头移位及畸形，可环NAC做双环形切口并去除双环内皮肤，重新拉拢缝合乳头周围皮肤，减少乳头移位及畸形的发生概率。

第七节 手术总结

近几年，乳腺癌的发病患者趋于年轻化，每年约有7%的新增乳腺癌患者在被诊断时年龄<40岁。在此大背景下，保乳手术已经成为乳腺外科医师所关注的焦点。此外，患者自身乳房条件及肿瘤差异性的影响，也促使了保乳手术朝着个体化方向发展。皮肤腺体瓣整体旋转技术早期来源于头面部色素痣、痣恶变等各种原因造成的不同程度的皮肤软组织缺损，在缺损处的外缘游离一局部皮瓣，按顺时针或逆时针方向旋转一定角度后，转移至缺损部位进行修复。

目前，皮肤腺体瓣整体旋转属于乳腺癌保乳整形手术容量移位法中的一种。其基本原理是利用保乳手术中剩余的乳房组织，通过移位及整形的方法，使其重新分布来重塑乳房外形。因此，此技术要求患者乳房具有一定的体积,这也是该技术应用的局限性。部分乳房体积较小的患者,可联合腹壁推进皮瓣技术,以获得乳房下部更理想的凸度和饱满度。值得注意的是,若采取此技术保乳引起乳头移位明显时,可额外增加乳头乳晕双环形切口来调整乳头位置,使其与健侧乳头乳晕复合体位置对称。

第八节 真实案例

病例1

一、病史简介

患者陈某,女,63岁,因"发现右乳肿物半年"入院。查体:右乳2点方向可触及一大小约1.5 cm×1.5 cm的肿物,质硬,右侧腋窝未触及明显肿大淋巴结。

二、术前钼靶

患者术前钼靶(图7-2)示:双乳腺体呈疏松型,右侧乳腺内上象限见一不规则结节状高密度灶,大小约1.7 cm×1.6 cm×1.7 cm,边界毛糙,其内及周边见少许斑片状、斑点状钙化灶。钼靶诊断为右乳BI-RADS 4C类。

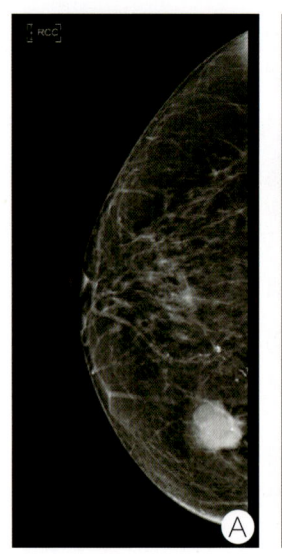
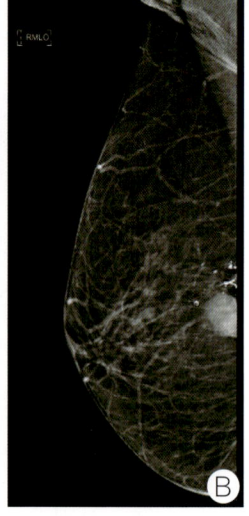

A:右乳斜位片。B:右乳正位片。

图7-2 患者术前钼靶影像

三、术前彩超

患者术前乳腺彩超（图7-3）提示：①右侧乳腺1~2点方向有3个实性低回声结节（BI-RADS 5类）；②余右侧乳腺低回声结节（BI-RADS 3类）。

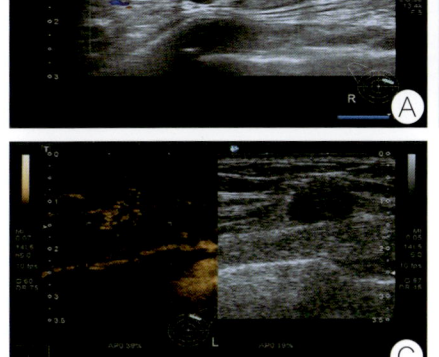

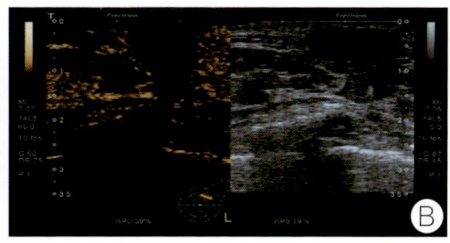

A：右乳1~2点方向结节血流成像图。
B、C：右乳1~2点方向结节造影图。

图7-3 患者术前乳腺彩超影像

四、手术方式

右乳腺癌皮肤腺体瓣整体旋转保乳根治术+右腋窝前哨淋巴结活检术+乳头乳晕整形修复术。患者手术图片见图7-4。

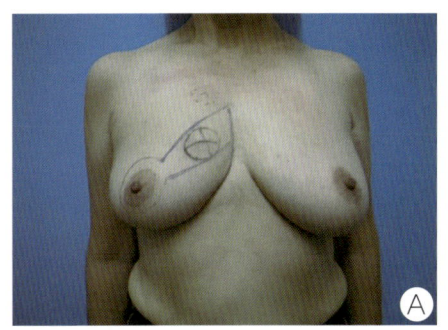

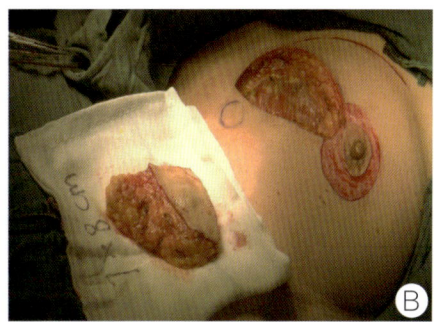

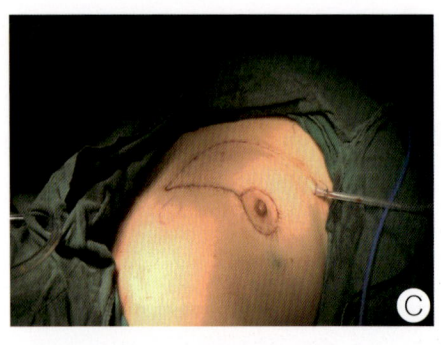

A：术前标记。B：病灶切除。
C：瘤腔修复。
图7-4　患者手术图

五、手术病理

（1）（右乳肿物1）非特殊型浸润性癌，Ⅲ级；浸润灶镜下的最大直径为1.4 cm，未见脉管及神经侵犯，切缘组织未见癌。

（2）（右乳肿物2）非特殊型浸润性癌，Ⅲ级；浸润灶镜下的最大直径为1.3 cm，未见脉管及神经侵犯，切缘组织未见癌。

（3）（右腋窝前哨）淋巴结未见癌转移（0/6）。

（4）免疫组化：ER（-），PR（-），Her-2（3+，阳性），Ki-67（约50%），CD31（未见脉管癌栓），D2-40（未见淋巴管癌栓）。

六、诊断

右乳非特殊型浸润性癌（pT1cN0M0 Ⅰ期，Her-2过表达型）。

七、后续治疗

予TC×4辅助放疗联合曲妥珠单抗靶向治疗+放疗。

📁 病例2

一、病史简介

患者陈某，女，53岁，因"发现左乳肿物6年"入院。查体：左乳7点方向可触及一大小约3.2 cm×2.3 cm的肿物，质硬；左侧腋窝未触及明显肿大的淋巴结。

二、乳腺彩超提示

（1）左侧乳腺7点方向有2个实性低回声结节（BI-RADS 4c类）。

（2）左侧腋窝未见肿大淋巴结。

三、手术方式

左乳腺癌皮肤腺体瓣整体旋转保乳根治术+左腋窝前哨淋巴结活检术+乳头乳晕整形修复术。患者手术图片见图7-5。

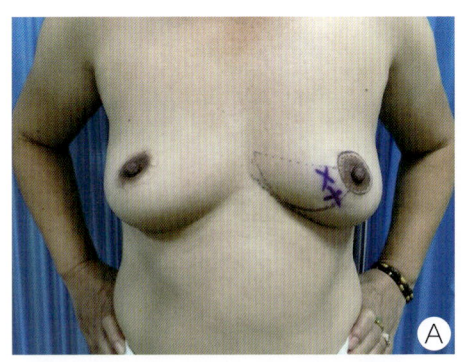
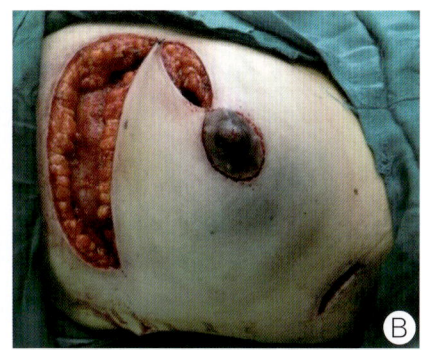
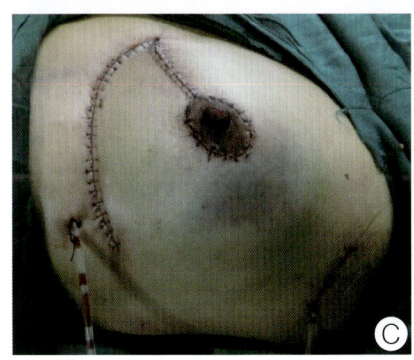
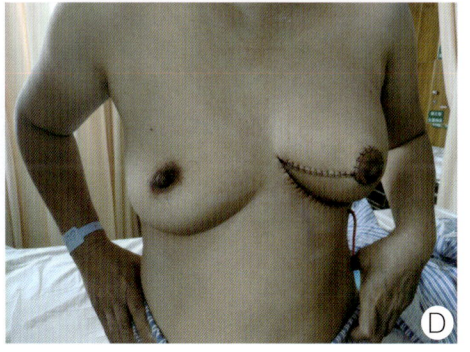

A：术前切口设计。B：瘤腔修复前。C：瘤腔修复后。D：术后3天。

图7-5　患者手术图

四、手术病理

（1）（左乳肿物1）浸润性癌，Ⅲ级；浸润灶镜下的最大直径为0.9 cm，未见脉管及神经侵犯，切缘组织未见癌。

（2）（左乳肿物2）浸润性癌，Ⅲ级；浸润灶镜下的最大直径为

2.5 cm，未见脉管及神经侵犯，切缘组织未见癌。

（3）（左腋窝前哨）淋巴结未见癌转移（0/5）。

（4）免疫组化：ER（约90%，3+），PR（约80%，3+），Her-2（3+，阳性），Ki-67（约50%），CD31（未见脉管癌栓），D2-40（未见淋巴管癌栓）。

五、诊断

左乳非特殊型浸润性癌（pT2N0M0 Ⅰ期，Luminal B2型）。

六、后续治疗

予TC×6联合曲妥珠单抗靶向治疗+放疗，后续予依西美坦（25 mg，每天1次，口服）。

七、术后恢复情况

患者术后6个月恢复情况见图7-6。

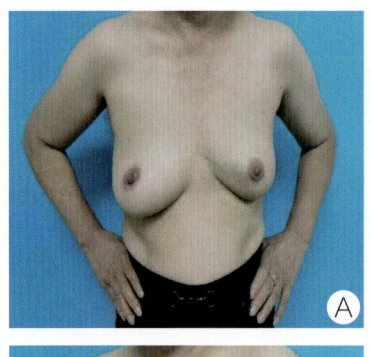

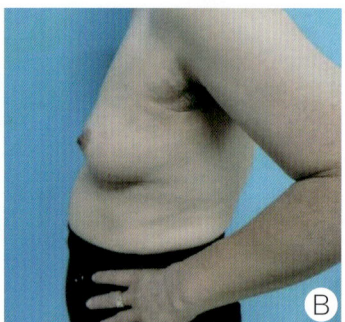

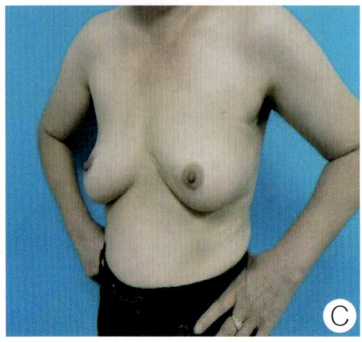

A：正位。B、C：左侧位。

图7-6　患者术后6个月恢复情况

参考文献

[1] 屈洪波, 朱芳, 胡雄强, 等. 旋转筋膜组织瓣技术在内侧象限乳腺癌保乳术中的临床应用[J]. 中华普外科手术学杂志（电子版）, 2020, 14（6）: 635-638.

[2] KIM J, YOO J, LEE J, et al. Oncoplastic reconstruction with superior based lateral breast rotation flap after lower quadrant tumor resection[J]. J Breast Cancer, 2012, 15（3）: 350-355.

[3] 明立纲, 李勇, 杨树钢, 等. 双旋转皮瓣应用于乳腺癌保留乳房治疗的临床研究[J]. 中华肿瘤防治杂志, 2007, 14（3）: 205-208.

[4] 孙明英, 孙明娟, 冯秀娟, 等. 双侧旋转皮瓣用于早期乳腺癌保乳手术65例围术期护理[J]. 齐鲁护理杂志, 2009, 15（2）: 33-34.

[5] 明立纲, 李勇, 杨树钢, 等. 双侧旋转皮瓣在早期乳腺癌保乳术中的应用[J]. 山东医药, 2006, 46（15）: 2.

[6] PEDRO M, OTERO B, MARTIN B. Fertility preservation and breast cancer: a review[J]. Ecancer Med Sci, 2015, 9（1）: 503.

[7] 石仁慧. 双叶皮瓣旋转修复面部术后皮肤缺损[J]. 现代实用医学, 2003, 15（5）: 312.

[8] 徐政杰, 张莲华, 朱熙昀, 等. 局部旋转皮瓣在创面修复中的应用[J]. 宁夏医学杂志, 2007, 29（12）: 1106.

（编者：黄妙君　审校：颜泽铭）

第八章
倒T形保乳技术的运用

第一节 概述

倒T形保乳技术的运用

倒T形保乳技术因缝合后的切口形状呈现倒"T"形，加上乳晕周圈切口的整个形状极似固定船的锚（anchor），因此得名。此术式由倒T形切口缩乳术发展而来，对于符合手术条件的患者，以该手术切除患侧肿瘤的同时，健侧乳房行倒T形切口缩乳上提术，既切除了病灶，又解决了乳房外形的问题。

由于倒T形切口模式可应用于任何真皮蒂，因此，临床实践中可根据患者的乳房容积和具体肿瘤位置来设计不同的真皮蒂，如下蒂法、上蒂法、内上蒂法、外侧蒂法、水平双蒂法、垂直双蒂法和中央蒂法等。其中，下蒂法、内上蒂法、中央蒂法是临床上较为常见的几种方法；尤其是采用下蒂法能修复大部分肿瘤缺损，且手术操作简单，重复性强，易于实施。因此，本章节将重点介绍下侧蒂倒T形切口技术。

第二节 手术适应证与禁忌证

一、适应证

倒T形保乳技术主要适用于伴有明显乳房下垂或乳房中重度肥大的乳腺癌患者。

二、禁忌证

（1）不能接受后续的放疗。

（2）有弥漫性分布的多中心钙化灶。

（3）切缘无法达到阴性。

（4）炎性乳腺癌。

第三节 手术评价

一、优点

（1）易于乳房的塑形。

（2）塑形后，乳房外形自然、饱满。

（3）乳头乳晕复合体的血供良好。

（4）手术方式灵活多样，乳房缩小和上提的效果好。

（5）乳头乳晕区感觉功能影响较小。

二、缺点

（1）术后会遗留过长的倒"T"形瘢痕，乳房下皱襞的瘢痕较明显。

（2）若操作过程中处理不恰当，术后会出现皮肤挛缩及乳头乳晕复合体的下移，这样乳房会慢慢地进一步形成"鸟嘴样"畸形。

（3）皮肤远期会出现伸展和松弛。

（4）手术设计复杂，不易掌握。

第四节
术前设计

一、新乳头乳晕的定位

如图8-1所示，a为胸骨切迹中点，b为锁骨中点，c为剑突下中点，d为下皱襞中点，C点和D点分别是乳房基底处的内外点，连接C、D点，穿过乳头中点，构成乳房中线。新乳头乳晕有两种定位方式，一种是乳房中线上，距胸骨切迹中点平均约20.0 cm作为新乳头中心点N_1；另一种是乳房下皱襞中点到乳房表面中线的体表投影点作为新乳头中心点N_2。

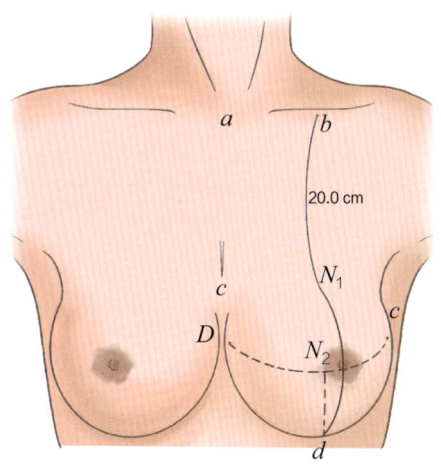

图8-1　新乳头乳晕的定位方法

二、新乳晕及受区乳晕的设计方法

根据几何原理，设新乳晕直径为D_1，受区乳晕半径为R_2，$\angle BAC$为θ，则$R_2=D_1/(2-\theta/180°)$，即如果我们设计新乳晕直径为4.0 cm，$\angle BAC$为90°，则受区乳晕直径为5.4 cm。$\angle BAC$的大小根据乳房皮肤的松弛度及需切除的乳腺组织量而定，一般为90°～110°（图8-2）。

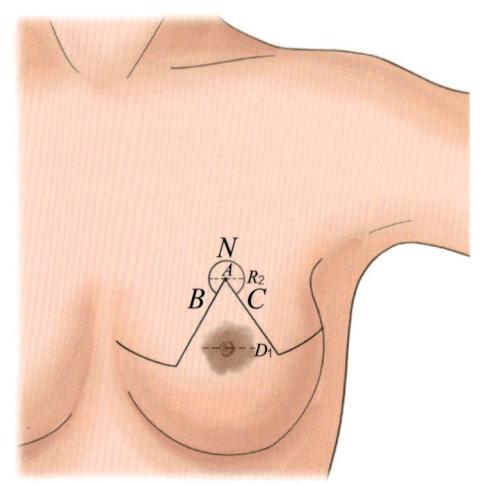

A：新乳头乳晕复合体中点。B：向内侧托起推移乳房，乳房外侧线与乳房中线上、下端相连，N点向下与该线的相交点。C：向外侧托起推移乳房，乳房内侧线与乳房中线上、下端相连，N点向下与该线的相交点。N：新乳头乳晕复合体位置。D_1：新乳晕直径。R_2：受区乳晕半径。

图8-2　新乳晕及受区乳晕设计方法

三、乳房皮肤切口设计

把整个乳房向外侧平推，使Nd连线和下皱襞垂直，在距离N点$4.5\sim5.0\,\text{cm}$处确定A点，作NA线；沿着A点水平向内侧画线，与胸骨旁线相交处为D点；同理，再把整个乳房向内侧平推，在距离N点$4.5\sim5.0\,\text{cm}$处确定B点，作NB线。应注意的是，其长度应与NA线相等，继续沿着B点水平向外画线，与腋前线相交处为C点，可沿着下皱襞连接C、D点，两点间的连线即为倒T形术式在下皱襞的切口。此时，A点和B点与下皱襞垂直相交点分别为A_1点、B_1点，A_1、A、B和B_1 4个点相连接的阴影处则为下蒂（图8-3）。

四、下侧蒂长宽比

蒂的宽度一般不低于$8.0\,\text{cm}$，乳房每增加$100\,\text{g}$，下侧蒂宽随之增加$1.0\sim2.0\,\text{cm}$，长宽比建议在$1:1\sim1:1.5$。

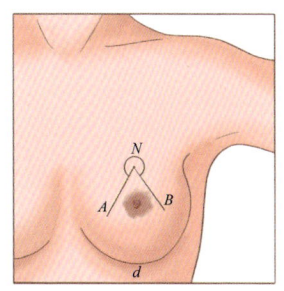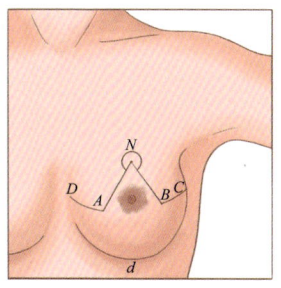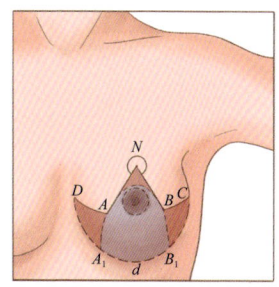

A：把整个乳房向外侧平推时，距N点4.5～5.0 cm处的Nd连线上的点。B：把整个乳房向内侧平推时，距N点4.5～5.0 cm处的Nd连线上的点。NA线与NB线等长。C：沿B点水平向外画线，与腋前线的相交点。D：沿A点水平向内侧画线，与胸骨旁线相交点。A_1、B_1：分别为A、B两点与下皱襞垂直相交点。d：下皱襞中点。N：新乳头乳晕区位置，通常为乳房下皱襞在乳中线的投影点。

图8-3 乳房皮肤切口设计方法

第五节
手术步骤

一、去表皮

患者取平卧位，双上肢外展。全身麻醉后，沿NA、NB、AD、BC、CD、AA_1、BB_1线切开皮肤，去掉虚线部分的表皮（图8-3）。

二、病灶切除

切除位于下侧蒂周围3个三角形部分的皮肤和腺体组织，需要注意的是，位于病灶部分的三角形，其切除需包含病灶及病灶周围1.0～2.0 cm的正常腺体组织，并将瘤腔四周切缘组织送术中冰冻病理检查，以确保无肿瘤细胞残留。

三、瘤腔修复

将 A、B 点（图8-3）处的皮瓣及腺体整体进行游离，同时向下拉拢至下皱襞中央 d 点处，用丝线缝合固定，用记号笔画出新乳头乳晕区，用刀沿标记线切开，拉出乳头乳晕复合体并固定于新乳头乳晕区位置，同时将内外侧皮肤乳腺瓣按层次缝合。

第六节 手术注意事项

（1）为了更好地保护乳头乳晕区的血供，带蒂组织必须仔细去除表皮，保留真皮层，不破坏真皮下血管网。游离蒂瓣时应斜向外切，以保留后方血供，术中注意完整保留胸大肌筋膜，减少皮瓣和腺体血供及乳头乳晕感觉的损伤，避免将蒂瓣扭转成角或过度牵拉，以免损伤乳头乳晕的穿支血管，保证有真皮层和腺体的双重血供来确保乳头乳晕的存活。

（2）为了保证术后双侧乳房的对称性，建议对侧乳房采用同样术式进行缩乳手术。

（3）皮瓣应在较小张力下进行缝合。

（4）缝合后，若乳房下皱襞形成"猫耳"，可做一包围"猫耳"的三角形切口将其消除。

（5）术中避免伤及乳头乳晕复合体下方的横膈膜组织，以确保乳头乳晕的血供。

第七节
手术总结

倒T形保乳技术是倒T形巨乳缩小上提手术的一种改良方式。1956年，Wise基于钥匙孔技术提出了Wise法皮肤切除模式，其术后环乳晕、乳晕垂直下方和乳房下皱襞部位会遗留倒"T"形瘢痕，因此，此技术被称为"倒T法"，也有人称为"长瘢痕术式"。该术式可克服短瘢痕方法的塑形困难和可靠性低等缺点。1967年，Pitanguy首先在倒T形切口模式上引入上蒂法。1972年，McKissock提出垂直双蒂法。1975年，Ribeiro首先报道了下蒂瓣乳房缩小术这种新颖的乳房缩小术。同年，Orlando及Guthrie提出内上蒂法。后续，Hauben和Finger等报道了该方法的安全性、可靠性。2年后，Robbins、Courtiss和Goldwyn也分享了下蒂瓣乳房缩小术的成功案例，不久后，Reich及Georgiade等也报道了该术式的临床实践经验。Hall-Findlay和Nahabedian等分别于1999年及2000年提出了纵行切口和Wise模式的内侧蒂法。这些真皮蒂的改良在各种文献中被证实是安全、可靠的。

在北美洲整形外科，倒T形下蒂法是伴有明显乳房下垂或乳房中重度肥大的乳腺癌患者中常用的一种术式，其通过保留乳房下象限腺体组织，获得乳房下极圆润的外形。该技术不仅能保证乳头乳晕复合体的良好血供，而且能获得稳定、可重复的效果，但术后易出现乳房上极不够丰满、凸度不够，遗留瘢痕明显，以及远期乳房底部脱垂等问题。

此外，倒T形保乳技术的切缘阳性率低于传统保乳手术，多数未见局部复发或者全身转移，而且患者总生存率与无病生存率均优于传统保乳手术。倒T形保乳技术不仅可以切除肿瘤病灶，也可以对乳房进行塑形，大大提升了手术后患者的生活质量和信心。

第八节 真实案例

病例1

一、病史简介

患者韩某,女,58岁,因"发现左乳肿物2年余"入院。查体:左乳3点方向可触及一大小约6.0 cm×4.0 cm的不规则肿物,质硬;左侧腋窝可触及数个肿大淋巴结,较大者约2.4 cm×2.2 cm(腋中组)、0.5 cm×0.3 cm(腋上组)。

二、术前钼靶

患者术前钼靶(图8-4)示:双乳腺体呈B型,腺体结构呈斑片状改变,有类结节感;左乳外上象限中部可见斑片状高密度影,范围约3.0 cm×2.4 cm,形态欠规则,左侧腋前份见肿大淋巴结影,较大者约2.0 cm×2.4 cm。钼靶诊断为左乳BI-RADS 4c类。

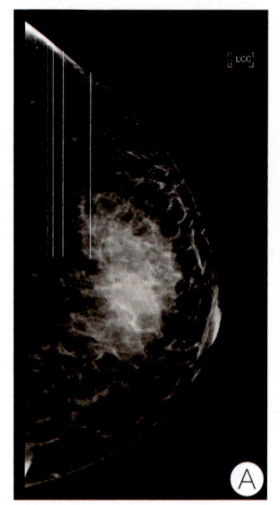
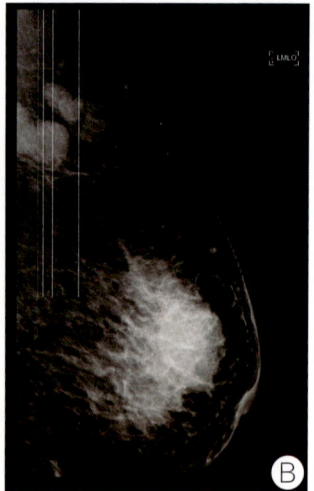

A:左乳斜位片。B:左乳轴位片。
图8-4 患者术前钼靶影像

三、术前彩超

患者术前乳腺彩超（图8-5）提示：①左侧乳腺3点方向有实性占位（BI-RADS 5类）；②左侧腋窝多发肿大淋巴结，内部结构不良。

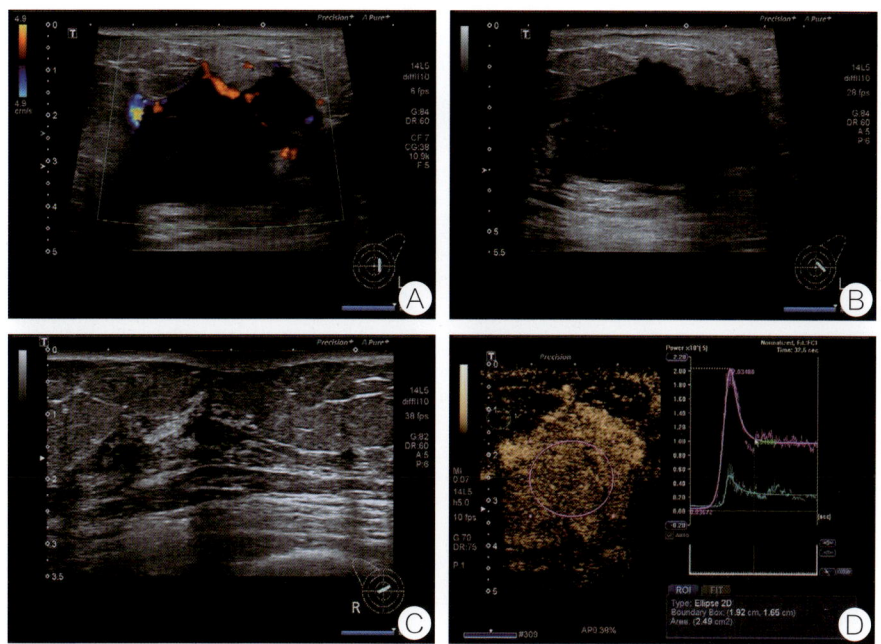

A：左乳3点方向结节血流成像图。B：左乳3点方向结节灰阶二维图。
C：右乳12点方向结节灰阶二维图。D：左乳3点方向结节造影图。

图8-5 患者术前乳腺彩超影像

四、穿刺病理

（1）（左乳）非特殊型浸润性癌（Ⅲ级）。

（2）（左腋窝淋巴结）见癌细胞。

（3）免疫组化：ER（-），PR（约40%，2+），Her-2（3+，阳性），Ki-67（约50%）。

五、诊断

左乳非特殊型浸润性癌（CT3N3M0 Ⅲc期，Her-2过表达型）。

六、新辅助治疗方案

采用TCb（多西他赛+卡铂）×6+曲妥珠单抗+帕托珠单抗方案新辅助化疗6个周期。

七、手术方式

左侧乳腺癌倒T形保乳根治术+腋窝淋巴结清扫术+右侧乳房倒T形缩乳上提手术。患者术中图片见图8-6。

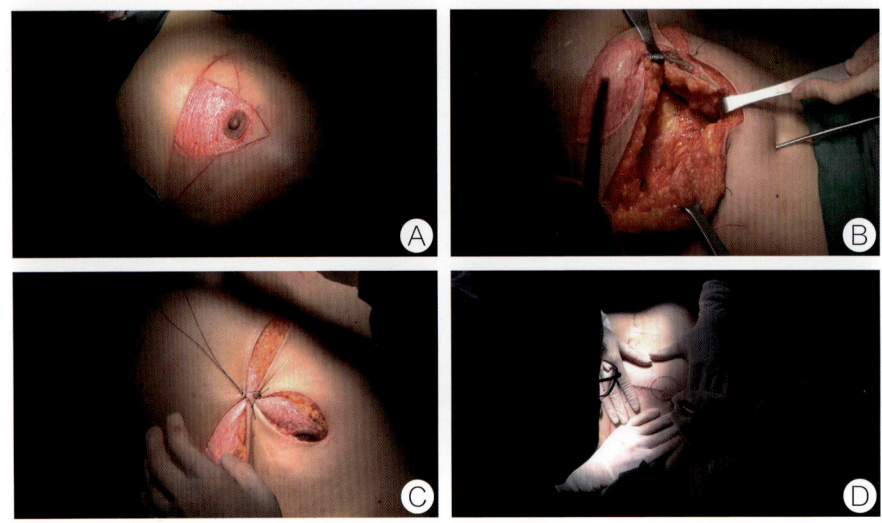

A：沿线表皮。B：病灶切除。C：瘤腔修复。D：新乳头乳晕定位。

图8-6　患者术中图

八、后续治疗

予放疗+双靶向治疗满1年序贯奈拉替尼强化治疗。

九、患者术后恢复情况

患者术后6个月恢复情况见图8-7。

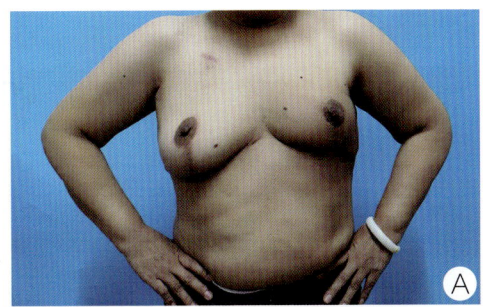
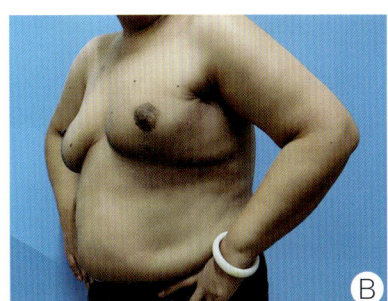
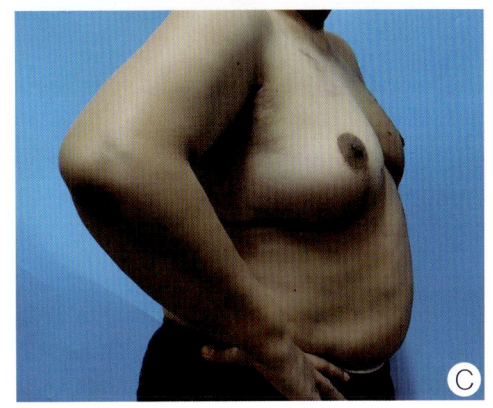

A：正位。B：左侧位。
C：右侧位。

图8-7 患者术后6个月恢复情况

📁 病例2

一、病史简介

患者揭某，女，48岁，因"发现左乳肿物8天"入院。查体：左乳1点方向可触及一大小约3.0 cm×5.0 cm的不规则肿物，质硬；左侧腋窝未见肿大淋巴结。

二、术前乳腺彩超提示

（1）左侧乳腺1点方向有实性占位（BI-RADS 4c类）。
（2）左侧腋窝未见肿大淋巴结。

三、手术方式

左侧乳腺癌倒T形保乳根治术+前哨腋窝淋巴结活检术+右侧乳房倒T

形缩乳上提手术。患者手术图片见图8-8。

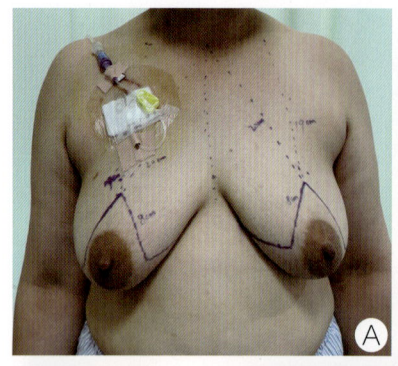
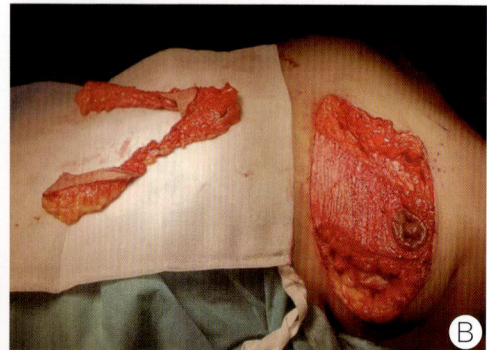
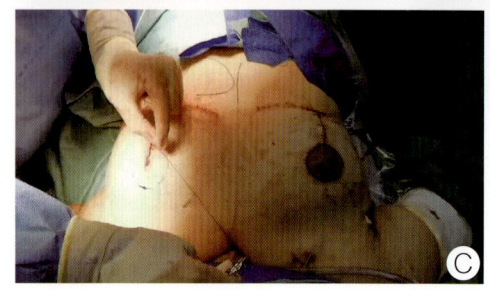

A：术前设计。B：病灶切除。
C：新乳头乳晕定位。

图8-8 患者手术图

四、手术病理

（1）（左乳）浸润性导管癌，癌灶最大直径约3.2 cm，Ⅲ级；未见明确的神经束侵犯；切缘组织未见癌。

（2）（左前哨）淋巴结未见转移癌（0/5）。

（3）免疫组化：ER（约10%，2+），PR（约60%，3+），Her-2（1+），Ki-67（约50%）。

五、诊断

左乳非特殊型浸润性癌（CT2N0M0 Ⅱa期，Luminal B1型）。

六、后续治疗

予TC×6+放疗，后续予OFS+AI内分泌治疗。

七、患者术后恢复情况

患者术后3个月恢复情况见图8-9。

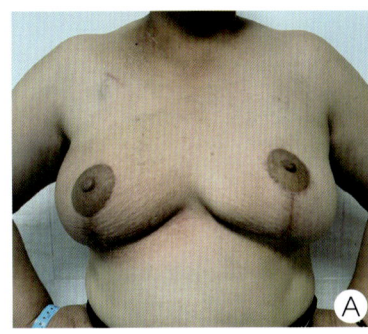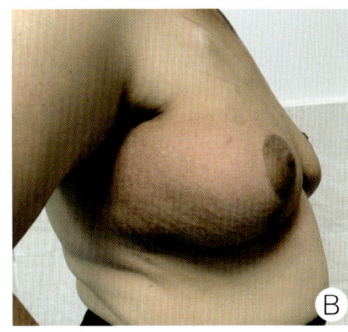

A：正位。B：侧位。

图8-9 患者术后3个月恢复情况

参考文献

[1]韩晶,全红,刘君君,等.倒T形切口缩乳术在乳房肥大或合并乳腺癌患者中的应用[J].中华乳腺病杂志（电子版）,2019,13（2）：75-80.

[2]陈志强,凌煜玮,康骅.早期乳腺癌保留乳房手术中的组织缺损修复[J].中华乳腺病杂志（电子版）,2021,15（3）：169-173.

[3]李俊,李倩,高艳丽,等.下蒂瓣法乳房缩小整形术的效果[J].中华医学美学美容杂志,2021,27（1）：7-10.

[4]刘君,王秀,赵燕,等.整形保乳术与改良根治术在早期乳腺癌患者中的应用价值探析[J].中国美容医学,2022,31（10）：17-20.

[5]乔群,凌诒淳,周刚,等.中国125名青年女性乳房体积测量[J].中华整形烧伤外科杂志,1991,7（1）：1-3,72.

[6]杨定文,李胜凡,吴杰,等.乳房缩小成形术应用几何数学法设计乳晕[J].中国厂矿医学,1994,7（4）：10-12.

[7]韩晶,全红,刘君君,等.倒T形切口缩乳术在乳房肥大或合并乳腺癌患者中的应用[J].中华乳腺病杂志（电子版）,2019,13（2）：75-80.

[8]才杰,马海欢.下蒂法巨乳缩小术[J].中国现代医药杂志,2006,8（4）：18-19.

[9]段伟强,曹畅,伍俊良,等.改良倒T形下蒂法在重度巨乳缩小术中的应用体会[J].中国修复重建外科杂志,2019,33（3）：341-344.

[10]郑惠，苏映军，张兆祥，等.乳房肥大患者与正常人群乳头乳晕血供研究分析[J].中华整形外科杂志，2018，34（2）：6.

[11]BROWN H，SIY R，KHAN K，et al.The superomedial pedicle wise-pattern breast reduction：reproducible，reliable，and resilient[J].Semin Plast Surg，2015，29（2）：94-101.

[12]PITANGUY I.Surgical treatment of breast hypertrophy[J].Br J Plast Surg，1967，20（1）：78-85.

[13]MCKISSOCK K.Reduction mammaplasty with a vertical dermal flap[J].Plast Reconstr Surg，1972，49（3）：245-252.

[14]RIBEIRO L.A new technique for reduction mammaplasty[J].Plast Reconstr Surg，1975，55（3）：330-334.

[15]ORLANDO C，GUTHRIE J.The superomedial dermal pedicle for nipple transposition[J].Br J Plast Surg，1975，28（1）：42-45.

[16]CHO C，YANG D，BAIK S.Periareolar reduction mammoplasty using an inferior dermal pedicle or a central pedicle[J].J Plast Reconstr Aesthet Surg，2008，61（3）：275-281.

[17]COURTISS H，GOLDWYN M.Reduction mammaplasty by the inferior pedicle technique. An alternative to free nipple and areola grafting for severe macromastia or extreme ptosis[J].Plast Reconstr Surg，1977，59（4）：500-507.

[18]REICH J.The advantages of a lower central breast segment in reduction mammaplasty[J].Aesthetic Plast Surg，1979，3（1）：47-56.

[19]GEORGIADE G，SERAFIN D，MORRIS R，et al.Reduction mammaplasty utilizing an inferior pedicle nipple-areolar flap[J].Ann Plast Surg，1979，3（3）：211-218.

[20]HALL J.A simplified vertical reduction mammaplasty：shortening the learning curve[J]. Plast Reconstr Surg，1999，104（3）：748-763.

[21]SANCHEZ M，FRANCESCHINI G，D'ARCHI S，et al.Results obtained with level II oncoplastic surgery spanning 20 years of breast cancer treatment：Do we really need further demonstration of reliability？[J].Breast J，2020，26（2）：125-132.

[22]BUSTOS S，MOLINAR V，KURUOGLU D，et al.Inferior pedicle breast reduction and long nipple-to-inframammary fold distance：How long is safe？[J].J Plast Reconstr Aesthet Surg，2021，74（3）：495-503.

[23]WOLTER A，FERTSCH S，MUNDER B，et al.Double-unit superomedio-central（dus）pedicle inverted-t reduction mammaplasty in gigantomastia：a 7-year single-center retrospective study[J].Aesthetic Plast Surg，2021，45

（5）：2061-2074.

[24]ROJE Z, ROJE Z, MILOSEVIC M, et al.Current trends in breast reduction[J]. Coll Antropol, 2012, 36（2）：657-668.

[25]KELAHMETOGLU O, FIRINCIOGULLARI R, YAGMUR C, et al.Combination of wuringer's horizontal septum and inferior pedicle techniques to increase nipple-areolar complex viability during breast reduction surgery[J].Aesthetic Plast Surg, 2017, 41（6）：1311-1317.

[26]RINKER B.Lowering revision rates in medial pedicle breast reduction by the selective addition of "inverted-T" technique[J].Aesthetic Plast Surg, 2013, 37（2）：341-348.

（编者：莫柳东　审校：颜泽铭）

第九章
任意皮瓣保乳技术的运用

第一节 概述

任意皮瓣保乳技术的运用

任意皮瓣保乳技术最早源于烧伤整形外科，指在手术创面附近切开一块带蒂的根部不切断的皮肤组织，然后通过旋转、推移等方法覆盖创面，多用于皮肤软组织缺损的修复。

该技术的明显特征是皮瓣中不含知名血管的轴型血管（直接皮动脉、知名动脉血管干分支皮动脉、肌间隙或肌间隔皮动脉、肌皮动脉、终末支皮动脉），仅有不知名血管、真皮层血管网，有时也带有皮下层血管网，以保证皮瓣的血运。

任意皮瓣的类型可分为：①局部皮瓣（又称"邻接皮瓣"），包括滑行推进皮瓣、旋转皮瓣，以及交错或易位皮瓣（此种皮瓣又可称为"对偶三角皮瓣"或"Z"成形，国外专著称其为"插入皮瓣"）；②邻位皮瓣；③远位皮瓣（其中含有知名血管的属于轴型皮瓣的范畴，不含知名血管的属于随意型皮瓣的范畴），但在保乳手术中常用的任意皮瓣主要以滑行推进皮瓣的矩形皮瓣及旋转皮瓣为主。

第二节 手术适应证与禁忌证

一、适应证

（1）肿瘤最大直径≤3.0 cm。

（2）钼靶X线提示乳房无广泛沙粒样钙化。

（3）单发肿瘤，无皮肤和胸壁受累征象。

（4）肿瘤距乳晕≥2.0 cm。

（5）肿瘤与乳房比例适当，预估术后能保持较好的乳房外形。

（6）局部晚期癌治疗后，分期降至Ⅰ、Ⅱ期者。

（7）患者有保乳要求。

二、禁忌证

（1）肿瘤边界不清晰者。

（2）病灶为多发者。

（3）不能保证可获得有效、充分的放疗者。

（4）乳房体积较小，但肿瘤较大，术后不能保持乳房外形者。

（5）妊娠早、中期者。

第三节 手术评价

一、优点

（1）手术时间短。

（2）创伤小，有利于术后患者恢复。

（3）伤口张力较小，术后瘢痕不明显。

二、缺点

（1）皮肤可能出现部分或全部坏死。

（2）术后双侧乳房不对称。

（3）术后患侧乳房外观变形。

第四节 术前设计

一、矩形推进皮瓣（单蒂滑行推进皮瓣）保乳技术

（一）设计方法

在缺损的一侧沿缺损缘上、下（或左、右）做平行辅助切口，从皮下浅筋膜层剥离掀起，形成一矩形单蒂皮瓣，将皮瓣向缺损区滑行推进，覆盖创面。

（二）手术步骤

手术示意图见图9-1。

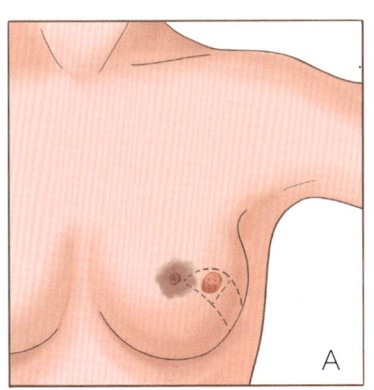
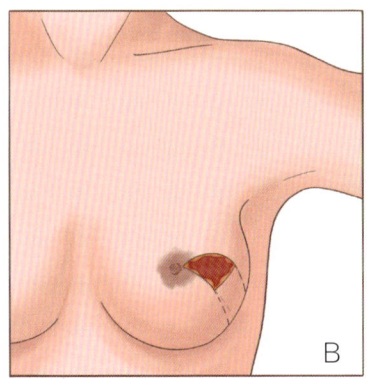
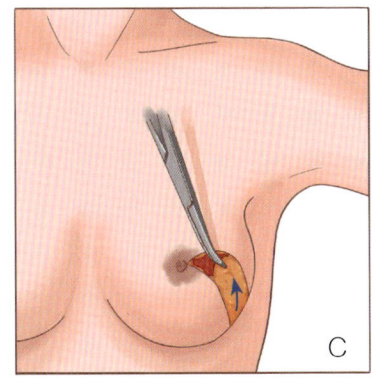
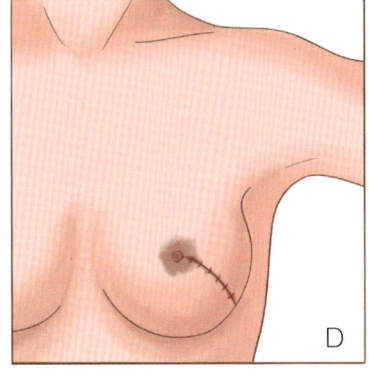

A：切口设计。B：病灶切除。C：瘤腔修复。D：缝合切口。

图9-1 矩形推进皮瓣保乳技术示意图

(1)切开皮瓣边缘,直至胸大肌筋膜。

(2)从缺损区域向腺体基底部掀起皮瓣。

(3)沿皮瓣纵轴方向(箭头)将其推移覆盖缺损区域,此时可能导致皮瓣根部两侧隆起;如有必要,可给隆起皮肤做三角形切除。

(4)放置引流管,并缝合皮肤。

二、旋转皮瓣保乳技术

(一)设计方法

旋转皮瓣必须根据缺损区周围正常皮肤的弹性及可移动性进行设计。旋转弧长度一般应为缺损区宽度的4倍,皮瓣的长度(相当于旋转半径)应较缺损区域的直径略长(约20%),以减少旋转轴线上的张力。同时需仔细观察蒂部的血液循环,勿伤及供血动脉和引流静脉。对于圆形缺损,皮瓣的旋转半径必须超出缺损区域的直径范围(图9-2)。

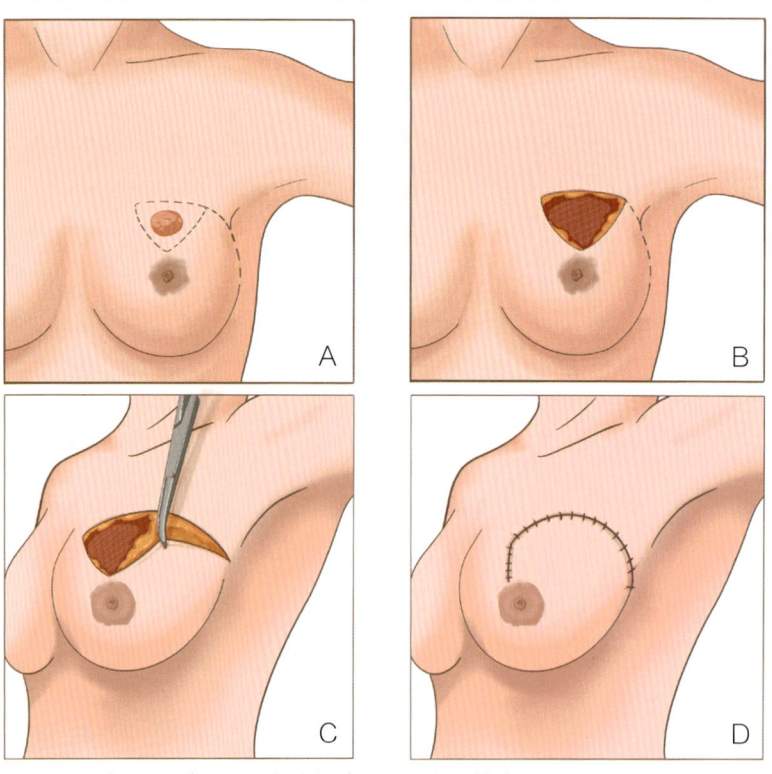

A:切口设计。B:病灶切除。C:瘤腔修复。D:缝合切口。

图9-2 旋转皮瓣保乳技术示意图

(二)手术步骤

(1)半圆形皮瓣的周径长度是三角形缺损区域的4~5倍,切开皮瓣边缘,直达肌筋膜层。

(2)游离皮瓣下方的基底膜,并掀起皮瓣。

(3)旋转皮瓣覆盖缺损区域,沿皮肤切口均匀分散张力,但皮瓣旋转可能导致皮瓣基底部向侧方凸起。

(4)如果张力过大,可在皮瓣基底部做三角形切口以减小张力,并且便于皮瓣的旋转移位;然而做三角形切口会使皮瓣的基底部缩窄而影响其血运。

第五节 手术总结

近年来,保乳手术正逐渐取代乳房切除术成为早期乳腺癌的治疗方法之一。大规模临床随机对照研究结果证实,对早期乳腺癌患者行保乳手术,可以达到与乳房切除术相同的生存预后效果,而且患者的生存质量和心理状态更优。应用任意皮瓣修复保乳手术后的乳房缺损,可使切除范围扩大,减少局部复发率,同时扩大了保乳手术的适应证范围。应用任意皮瓣修复保乳手术后乳房缺损的优点在于皮瓣的颜色、质地与乳房相近,术后美容效果好,手术简单,创伤小,术后恢复快,因而不会影响术后放疗和化疗;但缺点是组织缺损较大时,任意皮瓣组织量局限、血供差、长宽比例受限制等一系列原因,均容易导致术后乳房畸形。

然而,任意皮瓣的长宽比例限制在学术界存在一定的争议。1989年,汪良能在《整形外科学》上提到:皮瓣长度与宽度通常要有适当的比例,但在血运较差的部位,1.5∶1的长宽比有时也会引起血运障碍,以1∶1的长宽比比较安全。1999年王炜在《整形外科学》中指出:随意型皮瓣在头面颈部血管丰富区域，长宽比例为3~3.5∶1，在躯干或四肢则为2∶1。2000年，郭恩覃在《现代整形外科学》中提出：随意型皮瓣长宽比一般不宜超过1.5∶1。但根据本中心多例病例经验总结，作者团队认为若要保证任意皮瓣的成活率，其长宽比一般以1.5~2∶1为宜。

第六节 真实案例

病例1

一、病史简介

患者尤某，女，78岁，因"发现右乳肿物10天"入院。查体：右乳1点方向可触及一大小约3.0 cm×2.0 cm的肿物，质硬；右侧腋窝未触及肿大淋巴结。

二、术前钼靶

双乳腺体呈A型；右乳内象限后部可见不规则高密度肿块，边界毛刺状，最大直径约为2.1 cm，距乳头10.0 cm；右乳外上象限后部可见不规则高密度肿块，边界毛刺状，最大直径约为3.8 cm，距乳头8.9 cm，余多发

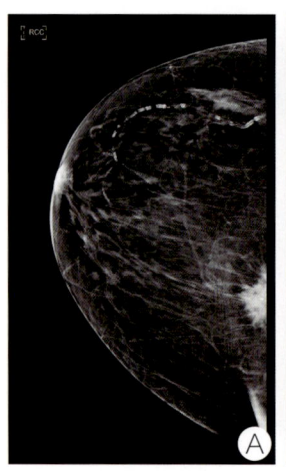 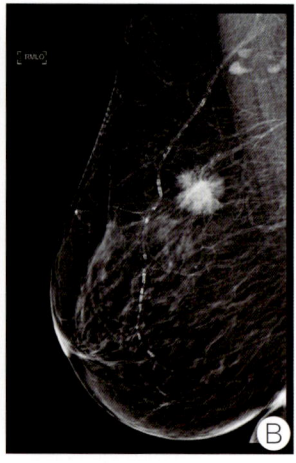

A：右乳轴位片。B：右乳斜位片。
图9-3 患者术前钼靶影像

类结节样，大小不一的稍高密度影；右腋前份见数枚小淋巴结，较大者直径约0.6 cm（图9-3）。钼靶诊断为右乳BI-RADS 5类。

三、术前彩超

患者术前乳腺彩超造影示：①右侧乳腺1点方向有低回声结节（BI-RADS 5类）；②右侧腋窝未见肿大淋巴结（图9-4）。

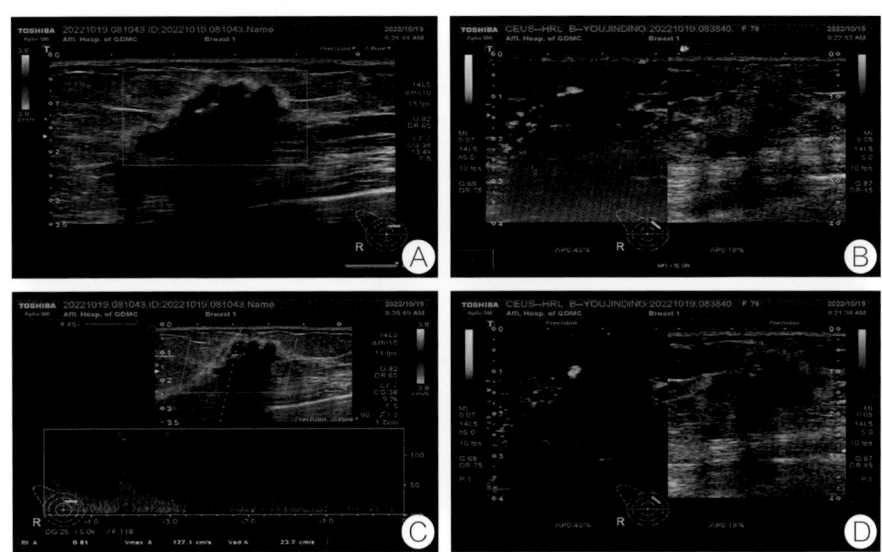

A：右乳1点方向结节灰阶二维图。B、D：右乳1点方向结节造影图。
C：右乳1点方向结节脉冲多普勒图。

图9-4　患者术前乳腺彩超造影

四、手术方式

右乳腺癌任意皮瓣保乳根治术+右腋窝前哨淋巴结活检术。患者术中图片见图9-5。

五、术后病理

（1）（右侧）乳腺非特殊型浸润性导管癌，Ⅱ级，癌灶最大直径约为2.7 cm，可见脉管及神经侵犯；切缘组织未见癌。

（2）（右腋窝前哨）淋巴结未见转移癌（0/8）。

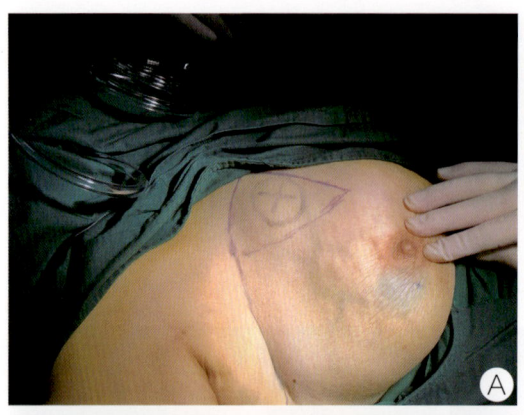
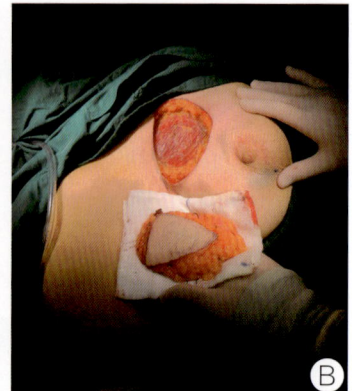
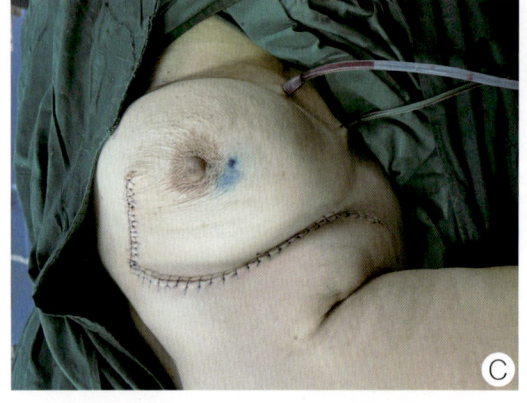

A：旋转皮瓣设计。
B：病灶切除。C：瘤腔修复。
图9-5　患者术中图

（3）免疫组化：ER（90%，3+），PR（90%，3+），Her-2（1+，阴性），Ki-67（约30%）。

六、诊断

右乳非特殊型浸润性导管癌（pT2N0M0 Ⅱa期，Luminal B1型）。

七、后续治疗

予内分泌治疗（依西美坦，25 mg，每天1次，口服）。

病例2

一、病史简介

患者黄某，女，60岁，因"发现左乳肿物8月余"入院。查体：左侧乳头下方可触及一大小约2.7 cm×0.4 cm的肿物，质韧；左侧腋窝可触及多枚肿大淋巴结，较大者约2.2 cm×0.8 cm。

二、乳腺彩超

（1）左侧乳腺4~5点方向乳头旁低回声结节（BI-RADS 4B类）。
（2）左侧乳腺4点方向片状低回声区（BI-RADS 4A类）。
（3）左侧腋窝淋巴结可见，部分皮质稍增厚。

三、手术方式

左乳腺癌任意推进皮瓣保乳根治术+左腋窝前哨淋巴结活检术+腋窝淋巴结清扫术。患者术中图片见图9-6。

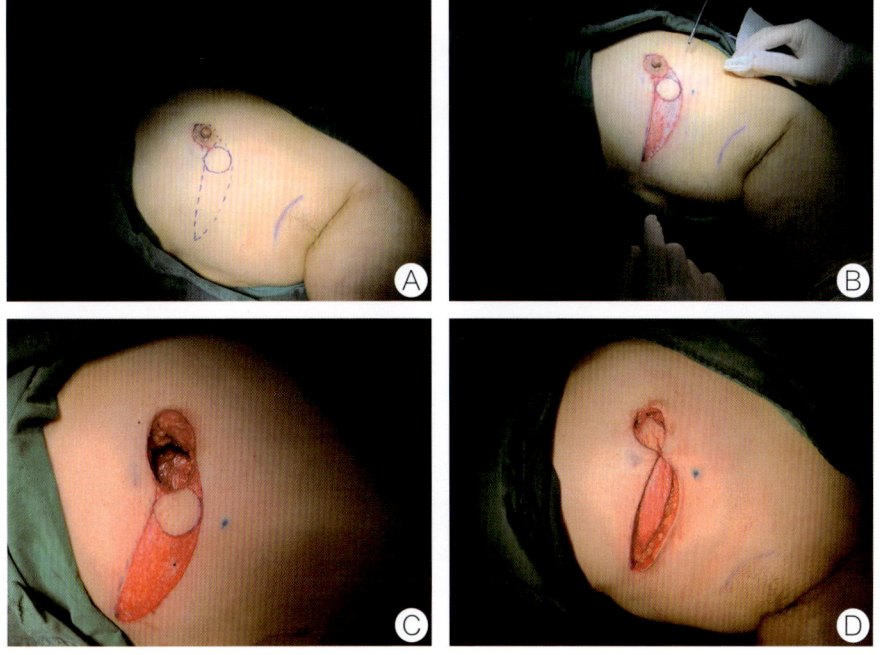

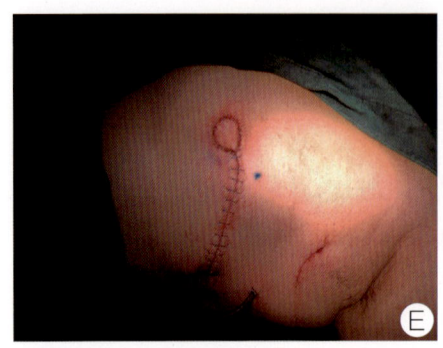

A：术前设计。B：去除表皮。
C：病灶切除。D、E：瘤腔修复。
图9-6 患者术中图

四、术后病理

（1）（左乳）符合非特殊型浸润性癌，Ⅱ级，可见神经侵犯；乳头、皮肤及切缘组织未见癌。

（2）（左腋窝前哨）淋巴结6枚，有2枚淋巴结见微转移（2/6），最大转移灶直径约1.5 mm；（左腋窝）淋巴结未见癌转移（0/10）。

（3）免疫组化：ER（＞90%，3+），PR（约80%，2+～3+），Her-2（2+，弱阳），Fish阴性，Ki-67（约10%）。

五、诊断

左乳非特殊型浸润性导管癌（pT1cN1miM0 Ⅱa期，Luminal A型）。

六、后续治疗

予TC×6化疗+放疗，后续予内分泌治疗（依西美坦，25 mg，每天1次，口服）。

参考文献

[1]郭恩覃.现代整形外科学[M].北京：人民军医出版社，2000：109-122.

[2]陶凯忠，陈尔瑜.皮瓣的血管构筑[J].解剖科学进展，1995，1（3）：231-236.

[3]KIM J, YOO J, LEE J, et al.Oncoplastic reconstruction with superior based lateral breast rotation flap after lower quadrant tumor resection[J].J Breast Cancer, 2012, 15（3）: 350-355.

[4] 谢兴斌, 罗力生."Z"成形术基础[J].中国修复重建外科杂志, 1988, 2(4): 34-36.

[5] 蔡景龙, 邵爱云.Z成形术的美学价值探讨[J].山东医科大学学报(社会科学版), 1995, 9(3): 2.

[6] 尚培中, 贾国洪, 苗建军.Z形皮瓣与纤维蛋白胶联合应用预防乳腺癌术后皮下积液[J].中国现代手术学杂志, 2007, 11(4): 283-284.

[7] 宋尔卫, 陈凯, 刘萌华, 等.中国早期乳腺癌保乳手术临床实践指南(2022版)[J].中国实用外科杂志, 2022, 42(2): 132-136.

[8] MIN R, YING W, BENZHONG W.Nipple reduction using a three-dimensional Z-shaped incision technique[J].Journal of Plastic, Reconstructive & Aesthetic Surgery, 2013, 66(6): 770-775.

[9] MORIOKA D, TAMURA S.Excision of large lipomas using a Z∶haped incision[J]. Dermatologic Therapy, 2020, 33(4): e13786.

[10] KIM J, YOO J, LEE J, et al.Oncoplastic reconstruction with superior based lateral breast rotation flap after lower quadrant tumor resection[J].J Breast Cancer, 2012, 15(3): 350-355.

[11] 张刚, 李中, 林晓萌, 等.整形技术在乳腺癌保乳手术中的应用[J].中国肿瘤外科杂志, 2013, 5(6): 380-382.

[12] 陈志强, 凌煜伟, 康骅, 等.早期乳腺癌保留乳房手术中的组织缺损修复[J].中华乳腺病杂志, 2021, 15(3): 169-173.

[13] FISHER B, ANDRSON S, BRYANT J, et al.Twenty-year follow-up of arandomized trial comparing total mastectomy, lumpectomy, and lumpectomy plus irradiation for the treatment of invasive breastcancer[J].N Engl J Med, 2002, 347(16): 1233-1241.

[14] VERONESI U, CASCINELLI N, MARIANI L, et al.Twenty-year follow-up of a randomized study comparing breast cancer-conserving surgery with radical mastectomy for early breast cancer[J].Engl J Med, 2002, 347(16): 1227-1232.

[15] 刘君, 方志沂, 于泳, 等.乳腺癌保乳手术安全范围的研究[J].中国肿瘤临床, 2005, 32(15): 856-860.

[16] 赵天兰, 程新德, 熊绍虎, 等.窄蒂皮侧颌颈部皮瓣的解剖与临床应用[J].中华显微外科杂志, 2002, 25(4): 301-303.

[17] 程新德, 赵天兰, 李光早, 等.窄蒂皮瓣移位在面部组织缺损的应用评价[J].蚌埠医学院学报, 2003, 28(2): 111-113.

[18] XIONG S, CHENG X, XU D.Fascial subdermal vascular network flap: anatomic study andclinical application[J].Surg Radiol Anat, 2002, 24(5): 258-264.

(编者:许关麟 审校:邱璞)

第十章
A-T形保乳技术的运用

第一节 手术概述

A-T形保乳技术的运用

A-T形皮瓣是推进皮瓣的一种变性，属于双侧推进皮瓣类型，以往多应用于头面部皮肤缺损整形，由李蠡等学者于2004年在我国率先报道。随着保乳手术的推广和逐步精细化，头面部的A-T皮瓣整形技术也应用于乳腺癌的保乳手术，逐渐形成A-T形保乳技术。该术式主要用于乳腺肿物相对较小且乳房体积相对较大的病例当中，属于容量移位法的一种。该术式适合肿物位于乳房下象限的患者，尤以乳头正下方6点方向的肿物为宜。根据乳腺肿物所在的位置，设计一个外形近似"A"的等腰三角形切口，术中切除肿物及其投影皮肤，缝合后的切口近似"T"形。从A形到T形的切口转变是该术式名称的由来。

第二节 手术适应证与禁忌证

一、适应证

（1）肿物位于乳头下象限，尤以6点方向为宜。
（2）肿瘤直径≤3.0 cm。

二、禁忌证

（1）不能接受后续的放疗。
（2）有弥漫性分布的多中心钙化灶。

（3）切缘无法达到阴性。

（4）炎性乳腺癌。

第三节 手术评价

一、优点

（1）A-T形保乳技术在乳房下皱襞的切口改变了皮瓣游离缘的张力方向，使得张力几乎由皮瓣纵轴来承担，下皱襞切口没有跨缘张力的存在。因此，A-T形保乳技术对乳房自然轮廓线的影响很小，减少了术后乳房自然轮廓线的牵拉变形和不对称的出现。

（2）皮瓣底边设计于乳房下皱襞处，可以使底边切口隐藏于下皱襞内，术后正面观瘢痕不明显。

（3）A-T形推进皮瓣可以游离的腺体组织较多，利于肿物切除后皮瓣间的缝合以及缺损的填充。

（4）A-T形皮瓣术式操作简单，易于在各级医院开展。

二、缺点

（1）A-T形保乳技术缝合会形成一个近似"T"形的手术缝合口，其中指向乳头乳晕的缝合切口及其以后形成的术后瘢痕难以隐蔽。

（2）病损切除后形成的3个皮瓣汇合处的张力较大，严重时会出现缺血性坏死。

第四节
术前设计

一个基本的A-T形皮瓣，应根据乳腺肿物的位置及大小设计成近似等腰三角形的外形，其顶点指向乳头乳晕复合体。需切除的乳腺肿物处于该三角形内，在皮瓣纵轴三角形的两腰设计为ab和ac，ab和ac可等长或不等长，设计成近似等腰三角形，三角形的高度一般为肿物最大直径的1.5倍。三角形的底边bc沿着乳房下皱襞延伸至d点和e点，形成皮瓣的横轴db和ce，de边设计在乳房下皱襞边缘，通常延长的长度为一个肿物的最大直径。在d、e两点处可各设计一个Burow's三角，有利于皮瓣推进及纠正推进而引起的切口两边不等长，避免切口对合后"猫耳"的产生（图10-1）。

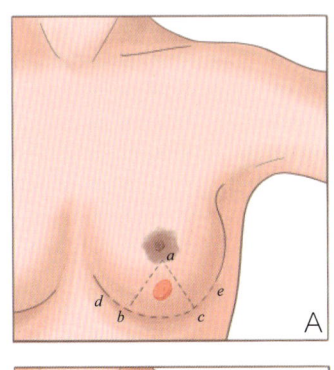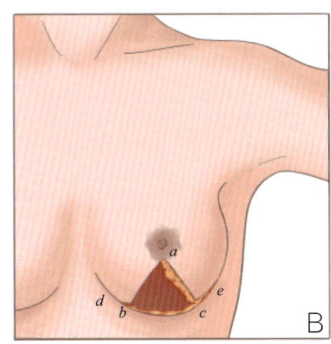
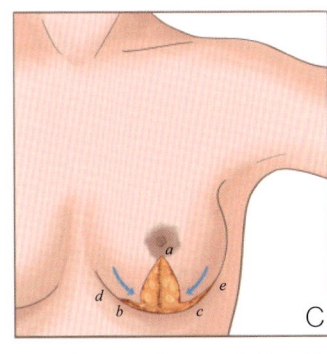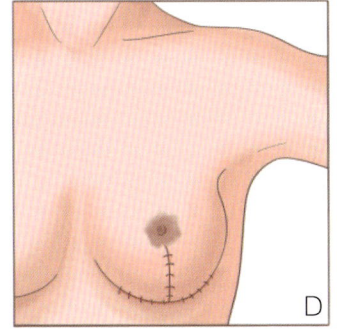

A：切口设计。B：病灶切除。C：瘤腔修复。D：缝合切口。

图10-1 A-T形保乳技术示意图

第五节 手术步骤

一、体位摆放

患者全身麻醉后取仰卧位，患肢外展90°并固定，垫高肩胛区。

二、病灶切除

按术前切口设计切开皮肤，以乳腺肿物为中心，将肿物及其周围1.0~2.0 cm范围内的乳腺组织整体切除，深至胸大肌筋膜层。选取3、6、9、12点方向及基底、表面、乳头乳晕后方切缘组织送术中冰冻病理检查，保证切缘阴性，在对应的3、6、9、12点位置放置钛夹。

三、瘤腔修复

完成病灶根治性切除后，会形成一个三角缺损区，即 *abd* 皮瓣、*ace* 皮瓣和 *abc* 皮瓣（图10-1），充分游离两侧皮瓣腺体组织；按照腺体组织层次，底部对底部，顶部对顶部，拉拢缝合，放置负压引流管；然后，3个皮瓣相互推进，并关闭该缺损，使各缝合口形成的术后形态宛如从A形向T形过渡。

第六节 手术要点

（1）设计皮瓣应充分预估缺损纵轴两侧皮肤的松弛程度及三角形高

度，适当增加高度和底边延长线的长度有利于皮瓣推进及避免缝合后缝合口张力过大。

（2）缝合三皮瓣汇合处时要注意缝合技巧，尽量减小张力，避免术后形成明显瘢痕或缺血性坏死。

（3）可根据乳腺肿物的形状、大小及位置改变三角形与底边相交边的长度或方向。

（4）如果切除的乳房皮肤较多，则需联合其他整形技术进行修复。

第七节 手术总结

A-T形保乳技术适用于乳房肿物相对较小的保乳手术，若肿物比较大，则会使得切口的设计变得困难，切除乳腺组织会变多，也会使得术后乳房不够饱满，影响美观。术前应充分评估纵轴两侧皮肤的松弛程度，而简单推捏肿物两侧皮肤是一个简单快速的评估方法，此方法可评估肿物切除后皮肤缝合口的张力，有利于切口的设计。

相对而言，A-T形保乳技术的手术设计及操作相对简单，切口的设计相对灵活，可根据肿物外形及位置灵活调整手术切口的长度，进而改变缝合后"T"形两边的长度、方向及切口的曲度；此外，创伤相对较小，有利于患者术后康复，也容易在基层医院推广开展。值得注意的是，缝合皮瓣时，三皮瓣的汇合处是张力最大的部位，容易于术后出现皮瓣缺血性坏死。因此，缝合该处时要注意缝合技巧，同时术后要关注伤口的换药和管理。

第八节 真实案例

📁 病例1

一、病史简介

患者柯某，女，60岁，因"确诊乳腺癌2天"入院。患者2天前于外院行右乳肿物麦默通旋切术。

二、术前钼靶

患者术前钼靶（图10-2）示：双乳腺体呈C形，类结节感，右乳下象限局部结构紊乱。钼靶诊断为右乳下象限局部结构紊乱（请结合临床病史）。

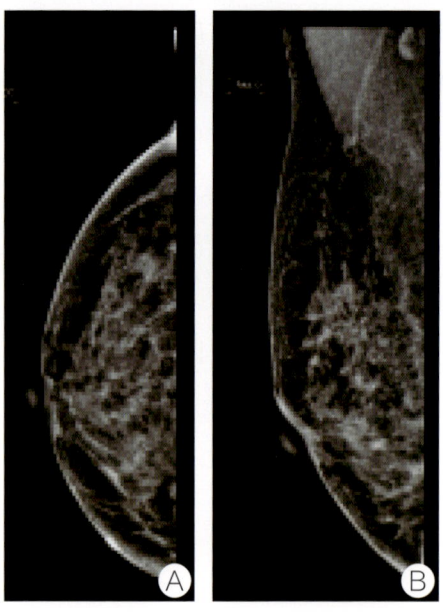

A：右乳轴位片。B：右乳斜位片。
图10-2　患者术前钼靶影像

三、术前彩超

患者术前乳腺彩超(图10-3)示:①右侧乳腺7点方向腺体边缘处低回声区(BI-RADS 6类);②右侧腋窝未见肿大淋巴结。

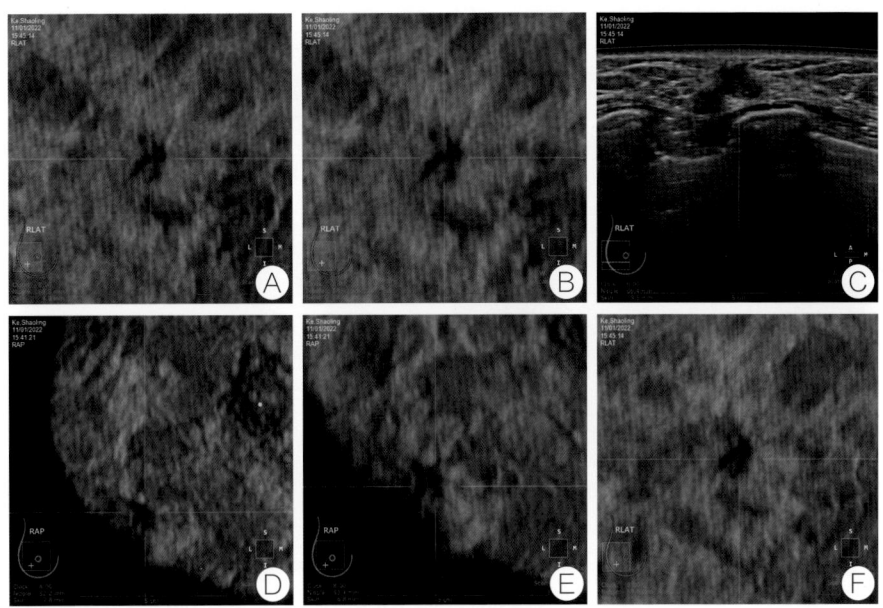

A~F:自动乳腺全容积成像灰阶三维图。

图10-3 患者术前乳腺彩超影像

五、微创病理

(1)(右侧肿物)浸润性癌2级(约70%为非特殊型浸润性癌,约30%为浸润性微乳头状癌)。

(2)脉管内见癌栓。

(3)免疫组化:ER(>90%,3+),PR(-),Her-2(2+,弱阳性),Fish阴性,Ki-67(约15%)。

六、手术方式

右乳腺癌A-T形保乳根治术+右腋窝前哨淋巴结活检术+腋窝淋巴结清扫术。患者术中图片见图10-4。

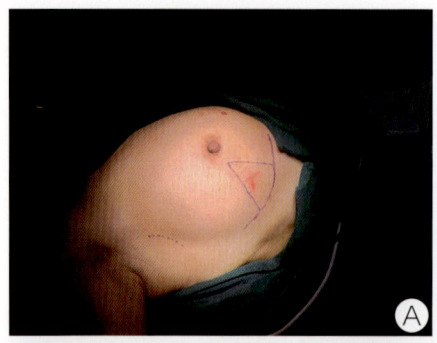
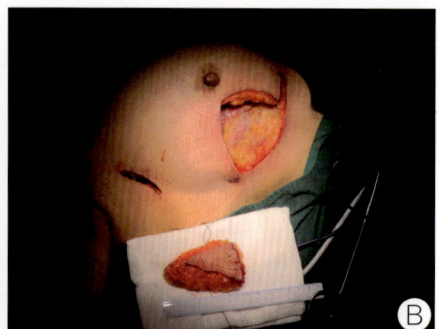
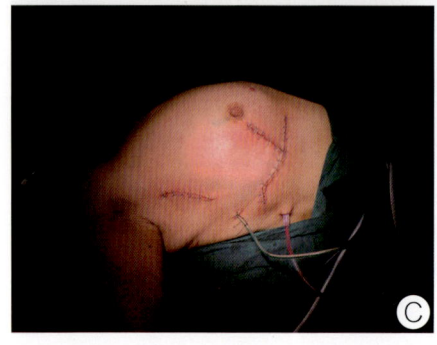

A：切口设计。B：病灶切除。
C：瘤腔修复。

图10-4　患者术中图

七、手术病理

（1）（右乳）瘤床组织浸润性癌，Ⅱ级，部分符合非特殊型浸润性癌（约占80%），部分符合浸润性微乳头状癌（约占20%）；未见明确的神经束侵犯；切缘及皮肤组织未见癌。

（2）（右腋窝）前哨淋巴结见癌转移（2/6），"第一组"淋巴结（0/14）、"第二组"淋巴结（0/2）、"第三组"淋巴结（0/2）。

八、诊断

右乳浸润性癌（pT1cN1M0 Ⅱa期，Luminal B1型）。

九、后续治疗

予AC（表阿霉素+环磷酰胺）×4→T×4化疗+放疗，后续予内分泌治疗（来曲唑，2.5 mg，每天1次，口服）。

病例2

一、病史简介

患者邹某，女，54岁，因"发现右乳肿物1天"入院。查体：右乳9点方向可触及一大小约2.1 cm×1.8 cm的肿物，质硬；右侧腋窝未触及肿大淋巴结。

二、术前彩超

（1）右侧乳腺9点方向低回声区（BI-RADS 4C类）。
（2）右侧腋窝未见肿大淋巴结。

三、手术方式

右乳腺癌A-T形保乳根治术+右腋窝前哨淋巴结活检术。患者术中图片见图10-5。

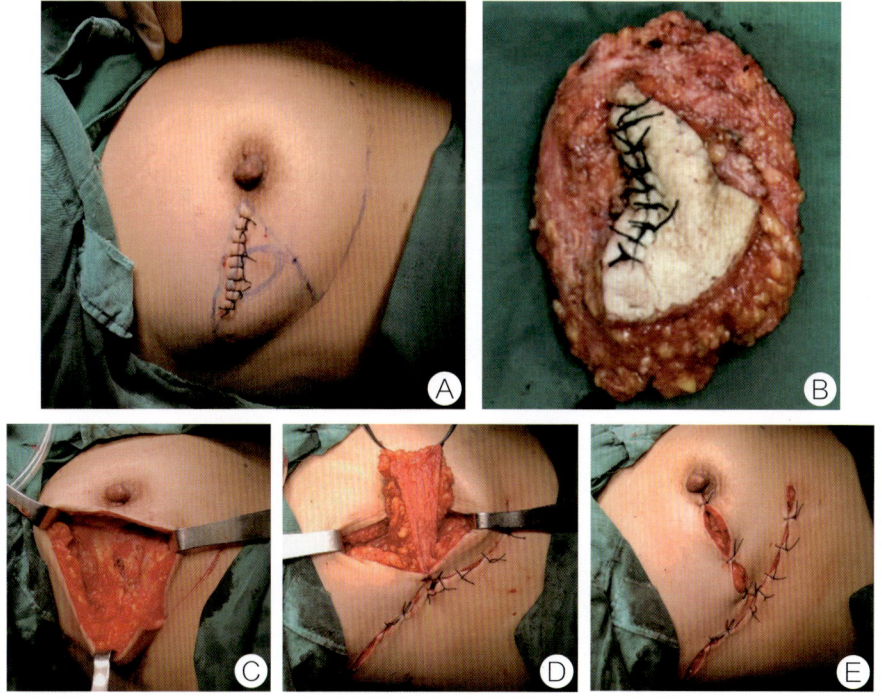

A：术前设计。B、C：病灶切除。D、E：瘤腔修复。

图10-5　患者术中图

四、术后病理

（1）右乳导管原位癌。

（2）右腋窝前哨淋巴结未见癌转移（0/6）。

（3）免疫组化：ER（90%，3+），PR（90%，3+），Her-2（1+），Ki-67（约60%）。

五、诊断

右乳浸润性癌（pTisN0M0 0期）。

六、后续治疗

予内分泌治疗（依西美坦，25 mg，每天1次，口服）+放疗。

七、患者恢复情况

患者术后6个月恢复情况见图10-6。

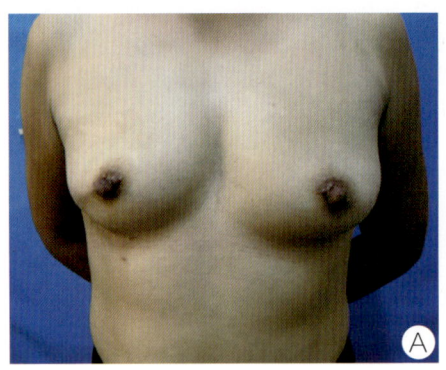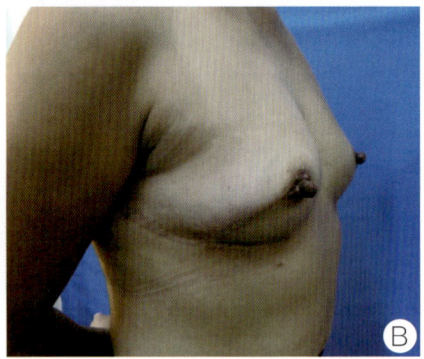

A：正位。B：侧位。

图10-6　患者术后6个月恢复情况

参考文献

[1] 李蠡，邢新.A-T皮瓣在修复面部皮肤缺损中的应用[J].中国实用美容整形外科杂志，2004，15（5）：228-229.

[2] 郭志权.A-T形皮瓣的设计与临床应用[J].中华整形外科杂志，2004，20（5）：395.

[3] 谢晓明，赵天兰，张云涛，等.改良A-T皮瓣在组织缺损修复中的应用[J].中华整形外科杂志，2010，26（4）：304-305.

[4] CLOUGH B, KAUFMAN J, NOS C, et al.Improving breast cancer surgery: a classification and quadrant per quadrant atlas for oncoplastic surgery[J].Ann Surg Oncol, 2010, 17（5）: 1375-1391.

[5] WEBER P, SOYSAL D, FULCO I, et al.Standardization of oncoplastic breast conserving surgery[J].Eur J Surg Oncol, 2017, 43（7）: 1236-1243.

[6] 贺小虎，周同葵，巩梦童.A-T形推进皮瓣在颜面部创面修复中的应用[J].中国美容医学，2007，16（8）：1043-1045.

[7] 陈剑名，杨镇生.应用改良A-T皮瓣修复颜面部皮肤缺损[J].中国美容医学，2016，25（7）：3-4.

[8] DESALE S, HSU J.Combination of A-T advancement flap and crescenticflap: a novel approach to repair surgical defect above the eyebrow[J].Indian J Dermatol Venereol Leprol, 2017, 83（6）: 717-719.

[9] KRISHNAN R, GARMAN M, NUNEZ-GUSSMAN J, et al.Advancement flaps: a basic theme with many variations[J].Dermatol Surg, 2005, 31（8）: 986-994.

[10] BOUSTANY A, GHAREEB P, MCCLELLAN T.Forehead reconstruction using a modified dual-plane A to T flap[J].Can J Plast Surg, 2012, 20（4）: 251-254.

（编者：陈瑞坤　审校：郁丽妍）

第十一章
Ω形保乳技术的运用

第一节 概述

Ω形保乳技术的运用

Ω形保乳技术亦被称为"蝙蝠翼成形术",因其切口整体形态类似蝙蝠翼而得名。该技术的切口由环乳晕边界的两条平行半弧线及连接两条半弧线开口的翼状切口组成,其中乳晕侧半弧线需设计在近乳晕区以掩盖瘢痕,并可通过提拉下象限乳房组织覆盖缺陷区域。2005年,该术式由Anderson等应用于保乳手术。

第二节 手术适应证与禁忌证

一、适应证

（1）肿物位于乳头乳晕复合体上方。
（2）乳房体积过大或伴有乳房中重度下垂。

二、禁忌证

（1）不能接受后续的放疗。
（2）呈弥漫性分布的多中心钙化灶。
（3）切缘无法达到阴性。
（4）炎性乳腺癌。

第三节 手术评价

一、优点

（1）Ω形保乳技术在修复缺损时，将乳房下象限的腺体上提，可在一定程度上改善乳房下垂的现象。

（2）Ω形保乳技术在设计切口时，可利用乳头乳晕复合体的边界来隐藏瘢痕。

二、缺点

（1）Ω形保乳技术中切除腺体组织量过多时，会导致乳头乳晕复合体位置移位，与对侧乳房明显不对称。

（2）若乳头乳晕复合体的直径较小，切口与乳晕边界重叠，则长度会缩短，瘢痕可能会比较明显。

第四节 术前设计

该术式的切口由环绕乳头乳晕复合体的2个同心圆弧组成，内圆弧紧贴乳晕，内圆弧和外圆弧由外展的直线连接。内圆弧与外圆弧的距离取决于肿瘤的大小。手术示意图见图11-1。

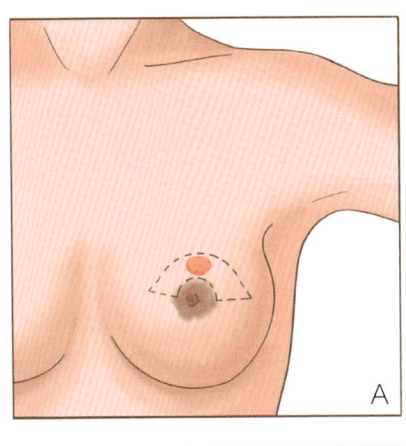
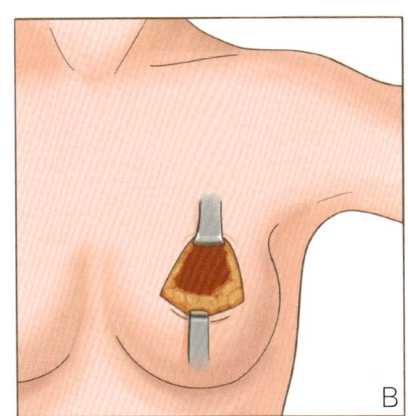
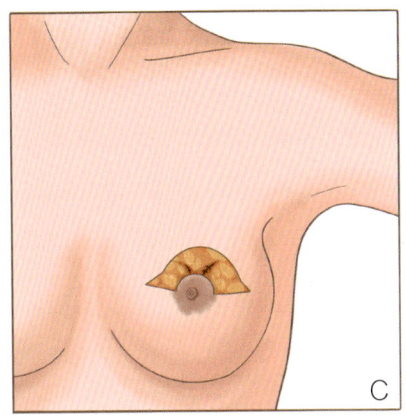
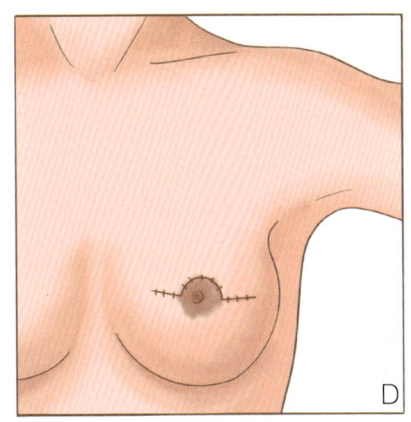

A：切口设计。B：病灶切除。C：瘤腔修复。D：缝合切口。

图11-1　Ω形保乳技术示意图

第五节 手术步骤

一、体位摆放

患者取仰卧位，麻醉成功后，患侧外展90°固定，垫高肩胛区，使腋窝略向外侧显露，常规用碘伏消毒术野皮肤，铺无菌巾单。

二、病灶切除

根据切口设计做环乳头乳晕的2个同心圆弧，内圆弧靠近乳晕，根据肿物大小确定外圆弧的位置，外圆弧应设计在肿物体表投影位置外约1.0 cm处，由翼状切口连接内圆弧和外圆弧。

沿画线切开皮肤，用数把直钳提起皮瓣边缘，以纱布加压来对抗牵引乳腺，沿浅筋膜浅层分离皮瓣至病灶边缘外1.0～2.0 cm处，垂直切开乳腺组织，深达胸大肌筋膜。完整切除乳腺肿物及其周围约2.0 cm的正常乳腺组织，取瘤腔四侧、顶部及基底部6块切缘组织送术中冰冻病理检查，以确保切缘阴性。分别在瘤腔的3、6、9、12点方向放置钛夹作为放疗标记。

三、瘤腔修复

术中充分游离缺损附近的残留腺体，使皮瓣、腺体和胸大肌3个层次分离，将残留腺体以乳头为中心轴旋转靠拢，或使周围去表皮真皮组织瓣折叠、翻转充填缺损区；充分止血后，用4-0可吸收缝线将真皮组织瓣与残留腺体间断缝合，用5-0滑线间断缝合皮肤。

第六节 手术评价

Ω形保乳技术作为较成熟的保乳整形手术之一，其切口包括乳头乳晕复合体上缘的2条半圆线切口和连接2条半圆线的2个成角度的翼状切口。术中可以通过提拉切口下方乳腺组织来改善乳房下垂的问题。但Ω形保乳技术只适用于肿瘤体积较小的患者，如果肿瘤体积较大，需要切除的乳腺组织更多，则可能导致乳头乳晕复合体移位，此时，应调整对侧乳房乳头乳晕复合体的位置，否则容易引起两侧乳房不对称。由于蝙蝠翼状切口指的是围绕乳头乳晕复合体中心的切口，因此，该技术可以应用到乳房中央象限腺体的切除，即便切除乳头乳晕复合体，也可很好地保留乳房的形状，但乳头乳晕复合体的切除会影响缝合后乳房的外观。

此外，Ω形保乳技术与传统保乳手术相比，切缘阳性率显著降低，患者的无复发生存率和总生存率更优；与全乳切除后的乳房重建术相比，Ω形保乳技术的出血、感染、伤口愈合不良等并发症的发生率均更低。

第七节 真实案例

病例1

一、病史简介

患者陈某，女，59岁，因"发现左乳肿物半年"入院。查体：左乳10点方向可触及一大小约3.5 cm×2.5 cm的肿物，质硬；左侧腋窝未触及肿大淋巴结。

二、术前钼靶

双乳腺体呈D形，左乳见不规则结节，大小约2.3 cm×1.2 cm，略呈毛刺状，内见斑点状钙化灶；左腋前份见淋巴结显示（图11-2）。钼靶诊断为左乳BI-RADS 4C类。

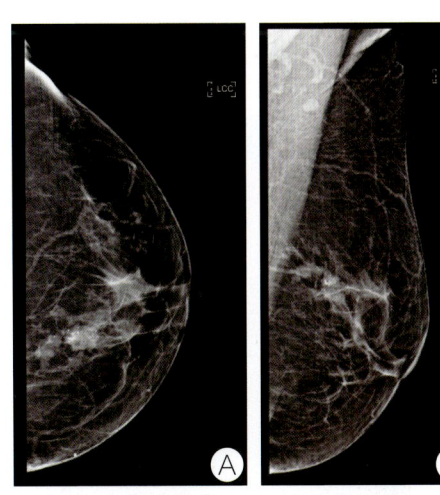

A：左乳轴位片。B：左乳斜位片。
图11-2　患者术前钼靶影像

三、术前彩超

患者术前乳腺彩超造影（图11-3）示：①左侧乳腺10点方向低回声结节（BI-RADS 5类）；②左侧腋窝未见肿大淋巴结。

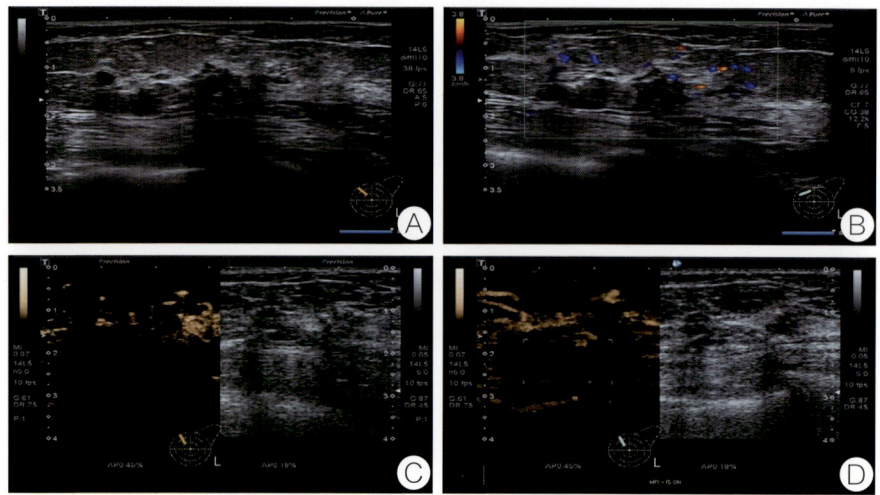

A、B：左乳10点方向结节灰阶二维图。C、D：左乳10点方向结节造影图。

图11-3 患者术前乳腺彩超造影

四、手术方式

左乳腺癌Ω形保乳根治术+左腋窝前哨淋巴结活检术+肿瘤整形修复术。患者术中图片见图11-4。

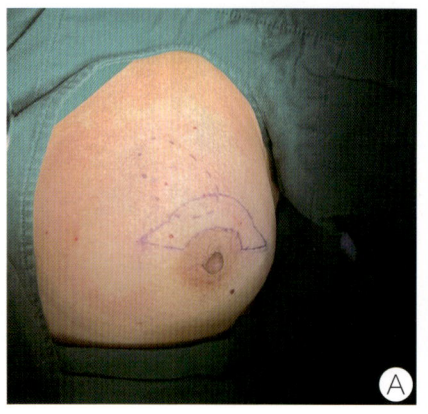
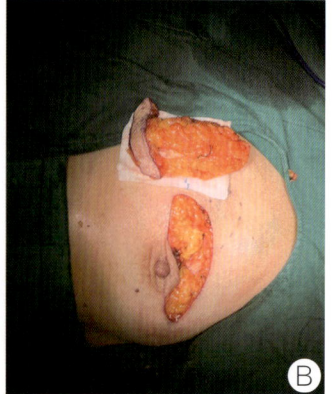

五、手术病理

(1)(左侧)乳腺原位癌合并非特殊型浸润性癌(浸润灶的最大直径为0.5 cm)Ⅱ级,未见明确的脉管及神经侵犯;切缘组织、乳腺表面皮肤未见明确癌。

(2)(左腋窝前哨)淋巴结未见癌转移(0/4)。

(3)免疫组化:ER(浸润癌约30%,1+~2+),PR(浸润癌-),Her-2(浸润癌1+,阴性),Ki-67(浸润癌约40%)。

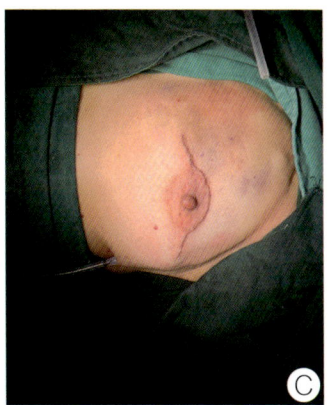

A:切口设计。B:病灶切除。
C:瘤腔修复。
图11-4 患者术中图

六、诊断

左乳非特殊型浸润性癌(pT1aN0M0 ⅠA期,Luminal B1型)。

七、后续治疗

采用TC×4化疗+放疗,后续予内分泌治疗(依西美坦,25 mg,每天1次,口服)。

八、术后恢复情况

患者术后6个月恢复情况见图11-5。

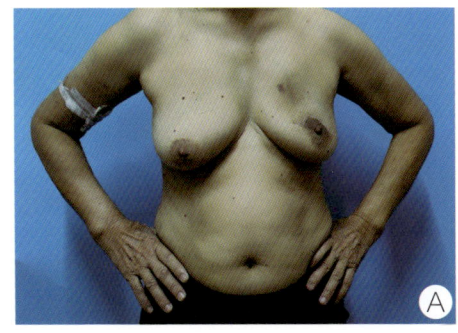
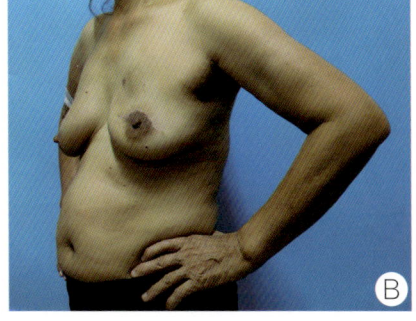

A:正位。B:左侧位。
图11-5 患者术后6个月恢复情况

病例2

一、病史简介

患者吴某，女，53岁，因"发现右乳肿物4天"入院。查体：右乳2点方向距乳头2.0 cm处可触及一大小约2.0 cm×2.0 cm的肿物，质硬；右侧腋窝未触及肿大淋巴结。

二、术前彩超

（1）右侧乳腺2点方向占位性病变（BI-RADS 4C类）。
（2）右侧乳腺10点方向低回声结节（BI-RADS 4A类）。
（3）余左侧乳腺低回声结节（BI-RADS 3类）。

三、手术方式

右乳腺癌Ω形保乳根治术+左腋窝前哨淋巴结活检术。患者术中图片见图11-6。

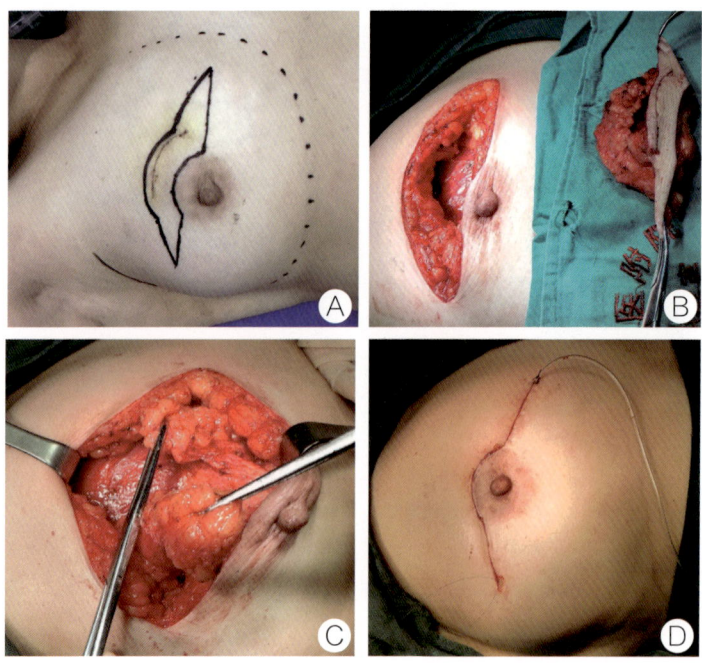

A：术前设计。B、C：病灶切除。D：瘤腔修复。

图11-6　患者术中图

四、手术病理

（1）（右乳2点）乳腺非特殊型浸润性癌，Ⅱ级，局灶可见微乳头结构，未见明确的脉管内癌栓，未见神经束侵犯；切缘组织未见癌。

（2）（右腋窝前哨）淋巴结未见癌转移（0/5）。

（3）免疫组化：ER（95%，3+），PR（约1%，1+），Her-2（1+，阴性），Fish阴性，Ki-67（约20%，见脉管内癌栓），D2-40（未见淋巴管癌栓）。

五、诊断

右乳非特殊型浸润性癌（pT1cN0M0 ⅠA期，Luminal B1型）。

六、后续治疗

予TC×4化疗+放疗，后续予内分泌治疗（依西美坦，25 mg，每天1次，口服）。

参考文献

[1] DUG Y J, WOO L J, KYOO C Y, et al.Surgical techniques for personalized oncoplastic surgery in breast cancer patients with small-to moderate-sized breasts（part 1）: volume displacement[J].Journal of Breast Cancer, 2012, 15（1）: 1-6.

[2] 陈志强, 凌煜伟, 康骅, 等.早期乳腺癌保留乳房手术中的组织缺损修复[J].中华乳腺病杂志, 2021, 15（3）: 169-173.

[3] ANDERSON B, MASETTI R, SILVERSTEIN M.Oncoplastic approaches to partial mastectomy: an overview of volume-displacement techniques[J].Lancet Oncol, 2005, 6（3）: 145-157.

[4] 胡震.保乳整形手术中的容量移位技术[J].中国实用外科杂志, 2019, 39（11）: 1231-1234.

[5] 中国抗癌协会乳腺癌专业委员会（CBCS），中国医师协会外科医师分会乳腺外科医师专委会（CSBS）.乳腺肿瘤整形与乳房重建专家共识[J].中国癌症杂志，2018，28（6）：439-480.

[6] MALKA I，VILLET R，FITOUSSI A，et al.Oncoplastic conservative treatment for breast cancer（part 3）：techniques for the upper quadrants[J].J Visc Surg，2010，147（6）：e365-e372.

[7] SILVERSTEIN M J.An argument against routine use of radiotherapy for ductal carcinoma in situ[J].Oncology，2003，17（11）：1511-1533.

[8] 张刚，李中，林晓萌，等.整形技术在乳腺癌保乳手术中的应用[J].中国肿瘤外科杂志，2013，5（6）：380-382.

[9] 林力生，林爱丽，林晓君.整形保乳术与常规保乳术治疗早期乳腺癌的价值比较[J].临床医学，2022，42（2）：56-58.

[10] 马天怡，王海波.肿瘤整形技术在保乳手术中的应用与进展[J].临床外科杂志，2021，29（3）：215-217.

[11] CARTER S A，LYONS G R，KUERER H M，et al.Operative and oncologic outcomes in 9861 patients with operable breast cancer：singleinstitution analysis of breast conservation with oncoplastic reconstruction[J].Ann Surg Oncol，2016，23（10）：3190-3198.

（编者：刘国庆　审校：郁丽妍）

Chapter Twelve

第十二章

双环法保乳技术的运用

第一节 概述

双环法保乳技术的运用

双环法保乳技术是通过在乳头乳晕周围设计双层环形切口进行乳腺癌保乳根治术，并重塑乳房外形的手术方式。在乳晕周围做一个环绕乳晕的内环切口，根据肿瘤大小及位置和乳房下垂程度设计一个外环切口，在两环之间进行皮下分离，直视下完成环绕至少1.0 cm厚的切缘安全切除病灶，再对乳房进行重塑。

第二节 手术适应证与禁忌证

一、适应证

（1）乳房体积约200 mL（B cup）以上且中度下垂。
（2）肿物距离乳头乳晕复合体较近但未侵犯乳头乳晕。
（3）位于乳头上方的肿物。

二、禁忌证

（1）不能接受后续的放疗。
（2）有弥漫性分布的多中心钙化灶。
（3）切缘无法达到阴性。
（4）炎性乳腺癌。

第三节 手术评价

一、优点

(1) 切口小且整齐,有利于保护乳头乳晕的血管和神经,可很大程度上减少乳头乳晕复合体的损伤。

(2) 术后乳晕周围瘢痕较隐蔽,美容效果良好。

(3) 术前设计及操作简单。

二、缺点

术后早期容易出现乳头内陷、变形等问题,后期乳晕区切口瘢痕可能扩大。

第四节 术前设计

从锁骨中点开始往下通过乳头连接至乳房下皱襞,这条线称为"锁乳线"。先设计内环,内环是根据乳晕大小来设计的,以乳头为中心,一般为直径3.5~4.0 cm的圆形。画出内环后,距离内环向外2.0~3.0 cm处设计椭圆形外环,外环的直径一般约7.0 cm。值得注意的是,外环直径可根据肿瘤位置及大小适当调整。当肿物体积较大且乳房严重下垂时,就要适当增加内外环间的距离,通常在锁乳线与第4肋间交汇处确定新乳头的位置。若患者健侧乳房下垂且有缩乳意愿,则健侧乳房须用同样方法设计双环。手术示意图见图12-1。

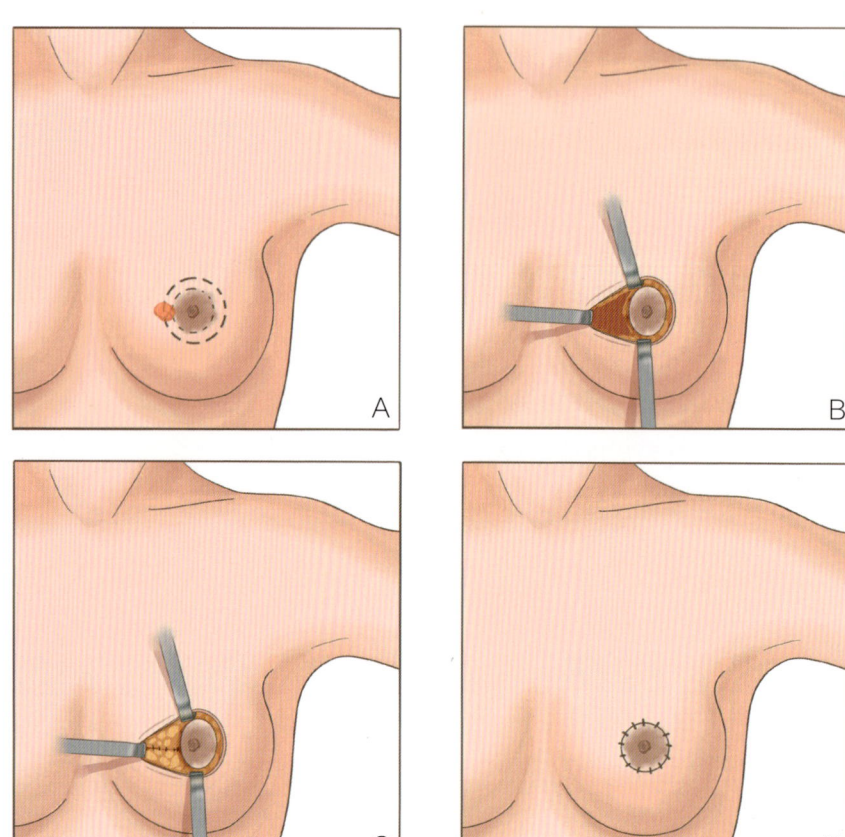

A：切口设计。B：病灶切除。C：瘤腔修复。D：缝合切口

图12-1　双环法保乳技术示意图

第五节　手术步骤

一、表皮切除

先切除内外环之间的表皮。沿着设计好的双环线依次切开，切到真

皮浅层的深度，然后将表皮切除，保留真皮下血管网。

二、病灶切除

分离皮瓣，用数把直钳提起皮瓣边缘，加压纱布来对抗牵引乳腺，以电刀分离肿物上方的皮下腺体；完整切除病灶及其周围包绕至少1.0 cm厚的正常乳腺组织，同时将胸大肌浅筋膜一并切除；切除瘤腔3、6、9、12点方向的切缘，瘤腔顶部、基底部，以及乳头乳晕后方切缘等7块组织送术中冰冻病理检查，确保切缘阴性后，用蒸馏水反复冲洗创面后止血；检查创面无明显渗血和活动性出血后，在瘤腔四侧分别放置1枚钛夹作为放疗定位标志。

三、瘤腔修复

采用皮下潜行游离皮瓣的方法，将腺体切口两侧的浅筋膜层进行充分游离，至两侧腺体能无张力对合为止，放置负压引流管并固定，按层次缝合腺体及皮下组织。最后，用3-0 Prolene线通过荷包缝合的形式使外环缩小，再用5-0单乔线缝合内外环之间的真皮层，重塑乳头乳晕复合体。

第六节 手术注意事项

（1）为了更好地保护乳头乳晕区的血供，表皮切除的深度不能太深，应尽可能保留真皮层，不破坏乳头乳晕周围真皮下血管网；尽量保留内侧和下方的腺体，避免损伤乳头乳晕的穿支血管，保证有真皮层和腺体的双重血供来确保乳头乳晕的存活；此外，手术切除腺体时的血供状况对判断术后乳头乳晕的血供或坏死有重要参考价值。

（2）乳头乳晕的感觉神经主要来自第4肋间神经的分支。支配乳头乳晕外侧感觉的第4肋间神经皮支分为浅层分支及深层分支，深层分支在胸大肌筋膜内沿着乳房下端走行3.0~4.0 cm，然后以U形反转，通过乳腺组织的外下方，向乳头乳晕走行。保护好第4肋间神经的分支，可保证术后乳头的正常勃起，减少乳头凹陷的发生。

（3）不能过度折叠或剥离乳腺正常腺体组织，否则乳房不能很好地塑形；双侧乳房需要对称时，建议让患侧乳房略大于对侧乳房，以解决术后放疗乳腺发生部分收缩的问题。

第七节 手术总结

双环法保乳技术脱胎于双环法乳房整形术，可缩短外环直径，减小内外环邻近皮肤的张力，术后切口可隐匿于乳晕附近，使术后乳房外形较美观。双环法的发展最早能追溯到1969年，Hinderer UT创造性地使用环乳晕切口进行整形术。在学者的不懈努力下，环乳晕切口整形术在不断地优化与改良下，逐渐得到完善。1976年，Bartels在总结前人经验的前提下，创造性地设计了环乳晕双环形切口整形术。有轻至中度乳房下垂的女性在术后往往能够获得较好的乳房外形，但美中不足的是，术后不乏出现乳晕扩大的患者。这个问题在1996年被Shin等学者利用乳房下短小瘢痕的方法解决。随后几年，Peixoto把下垂悬吊术与环乳晕切口的乳房缩小术进行联合，有效减少了术后瘢痕的形成。Hester及Benelli两位学者进一步改良了环乳晕切口整形手术，其切口设计巧妙，术后瘢痕常常位于隐蔽的位置。为了解决术后乳头乳晕复合体坏死的问题，Leve发现可以通过在乳头乳晕复合体下方保留0.5 cm厚的腺体为其提供血供。此外，John在前人Hester的基础上继续优化术式，在大大缩短手术时间的同时，减少了术后并发症的发生。

在相关文献中，双环法保乳技术可适用于所有象限靠近乳头乳晕复合体的肿物。但手术的成败在于术前设计。术前设计直接影响术后的整形效果，内外环的半径设计是该手术成败的关键。若内环半径过大、外环半径过小，则会引起皮肤松弛，从而影响乳晕及整体乳房的手术效果。若内环半径过小、外环半径过大，则会增加切口张力，从而增加切口裂开的风险。

双环法保乳技术作为一种具有整形属性的乳腺癌保乳手术，可保证患者术后乳房具有较好的外形，且手术瘢痕隐蔽，适合对乳房外形有较高要求的女性。又因其术前设计及手术操作简单，故成为乳腺外科医生容易掌握的术式之一。但在操作过程中需要注意保护乳头乳晕的血供。其血供主要来自3个途径：①乳晕周围皮肤的真皮下血管网；②乳头内部和乳晕下面的输乳管，以及输乳窦之间的血管丛；③腺体基底部穿过腺体内部到达乳头乳晕的穿支血管。可见，术中保护好这些血管，才能确保乳头乳晕的存活。

此外，乳头乳晕的感觉神经主要来自从腋中线传出的胸廓肌肉的第4肋间神经分支，在技术条件允许的情况下，应尽可能保护好此神经。尽管在保留神经的情况下，术后早期仍会有不同程度的乳头乳晕感觉障碍，但半年后，该情况大多可恢复。

临床研究数据表明，双环法保乳技术与传统保乳手术相比，并发症发生率并无差异，但有较低的再切除率和更好的美容效果等优势。该术式既能治疗疾病，也能保持乳房的美观，值得在临床推广应用并深入研究。

第八节 真实案例

病例1

一、病史简介

患者宁某，女，50岁，因"发现左乳肿物1周"入院。查体：左乳2~3点方向可触及一大小约5.0 cm×3.0 cm的肿物，质硬；右乳2点方向可触及一大小约2.0 cm×2.0 cm的肿物；左侧腋窝可触及数枚肿大淋巴结（较大者1.3 cm×0.9 cm）；右腋窝未触及肿大淋巴结。

二、术前钼靶

患者术前钼靶（图12-2）示：双乳腺体呈C形，腺体略有结节感；右侧乳头下方（距乳头2.5 cm）见不规则等密度肿块，边界不清，最大直径为2.3 cm，边缘毛糙，其内见簇状沙粒状高密度钙化灶；左乳局部结构不对称，未见异常钙化灶，双腋前份未见明显肿大淋巴结。钼靶诊断：①右乳BI-RADS 5类；②左乳BI-RADS 4B类。

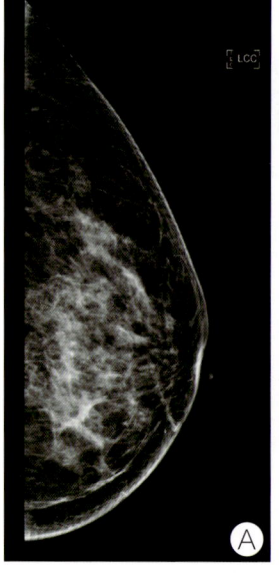
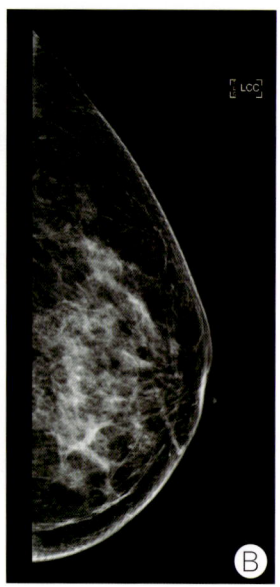

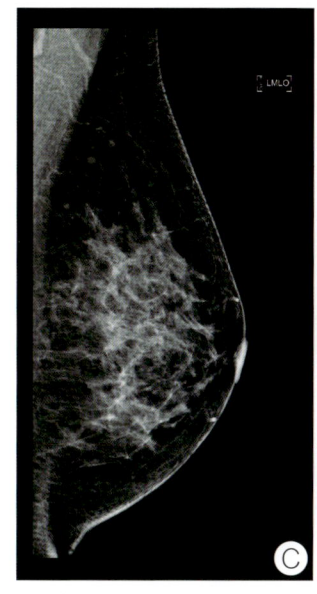
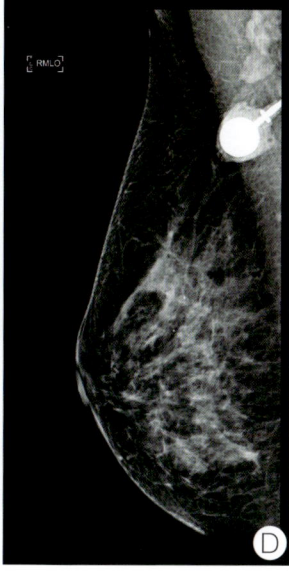

A：左乳正位片。
B：右乳正位片。
C：左乳斜位片。
D：右乳斜位片。

图12-2 患者术前钼靶影像

三、术前彩超

患者术前乳腺彩超（图12-3）提示：

（1）左侧乳腺2~3点方向有实性占位性病变伴多发钙化（BI-RADS 5类）。

（2）左侧腋窝肿大淋巴结，结构不规整。

（3）右侧乳腺2点方向低回声结节伴钙化（BI-RADS 4C类）。

（4）右侧腋窝未见肿大淋巴结。

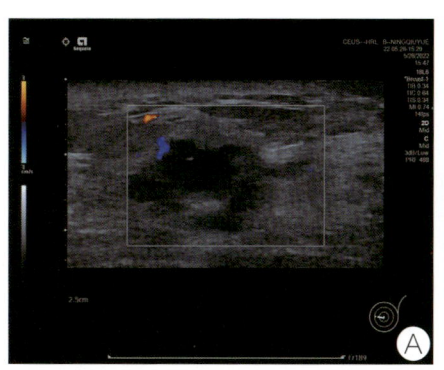
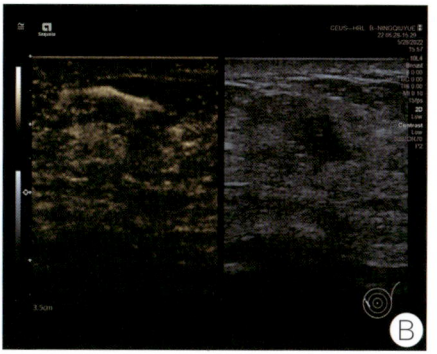

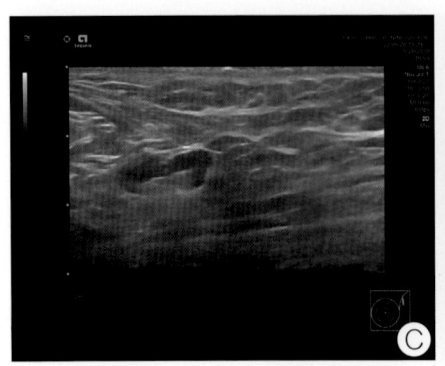
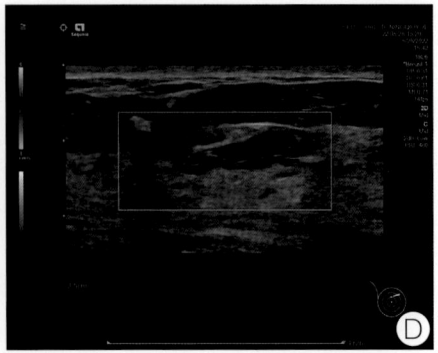

A：左乳2~3点方向结节灰阶二维图。B：左乳2~3点方向结节造影图。
C：左腋窝肿大淋巴结灰阶二维图。D：右乳2点方向结节灰阶二维图。

图12-3　患者术前乳腺彩超影像

四、穿刺病理

（1）（左乳肿物）符合非特殊型浸润性癌Ⅲ级，可见淋巴管内癌栓。免疫组化：ER（约90%，3+），PR（约5%，3+），Her-2（3+，阳性），Ki-67指数（约40%），D2-40（淋巴管内见癌栓）。

（2）（右乳肿物）乳腺导管原位癌（高核级）。免疫组化：CK5/6（肌上皮+），P63（肌上皮+），SMMHC（肌上皮+）。

五、诊断

（1）左乳非特殊型浸润性癌（cT2N2M0 Ⅲa期，Luminal B2型）。

（2）右乳导管原位癌（cTisN0M0 0期）。

六、新辅助治疗方案

采用TCb（紫杉醇+卡铂）×6+曲妥珠单抗+帕托珠单抗方案新辅助化疗6周期。

七、手术方式

双侧乳腺癌双环法保乳术+左侧腋淋巴结清扫术+右侧前哨淋巴结活检术。患者术中图片见图12-4。

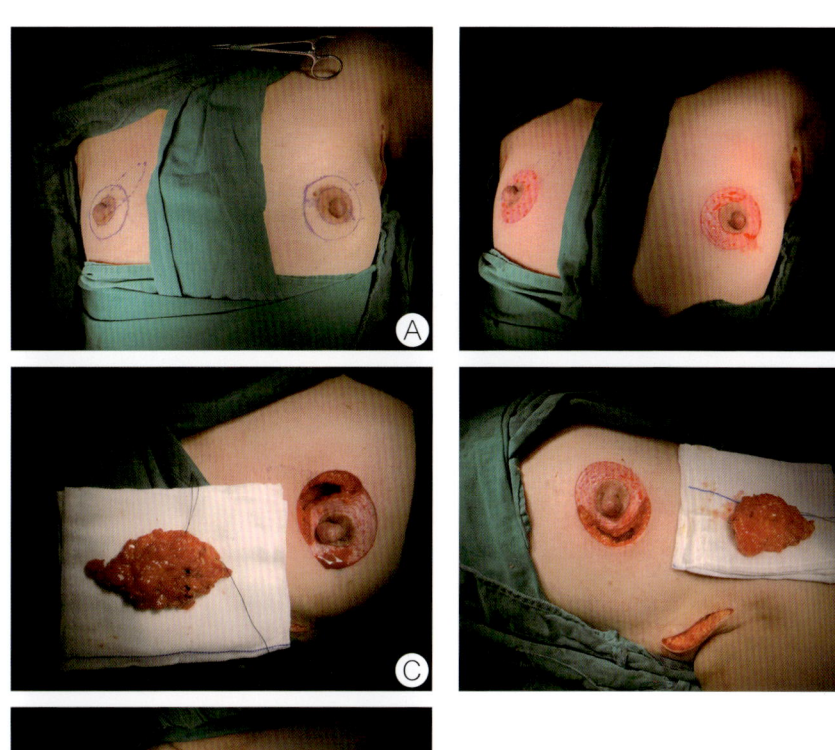

A：术前设计。B：表皮切除。
C、D：病灶切除。E：缝合效果。
图12-4 患者术中图

八、后续治疗

予放疗+双靶治疗满1年后序贯奈拉替尼（240 mg，每天1次，口服）强化治疗，同时予内分泌治疗（依西美坦，25 mg，每天1次，口服）。

九、术后恢复情况

患者术后3个月恢复情况见图12-5。

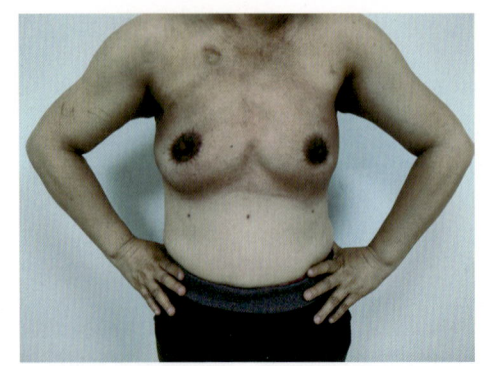

图12-5　患者术后3个月恢复情况

📁 病例2

一、病史简介

患者殷某，女，46岁，因"发现左乳肿物3周"入院。查体：左乳12~1点方向可触及一大小约3.0 cm×2.0 cm的肿物，质硬；左腋窝未触及肿大淋巴结。

二、术前彩超

（1）左侧乳腺12~1点方向有实性占位性病变伴多发钙化（BI-RADS 4C类）。

（2）左侧腋窝未见肿大淋巴结。

三、手术方式

左侧乳腺癌双环法保乳术+左侧前哨淋巴结活检术。患者术中图片见图12-6。

四、术后病理

（1）（左乳肿物）符合非特殊型浸润性癌Ⅱ级，可见淋巴管内癌栓。

（2）左腋窝前哨淋巴结未见癌（0/5）。

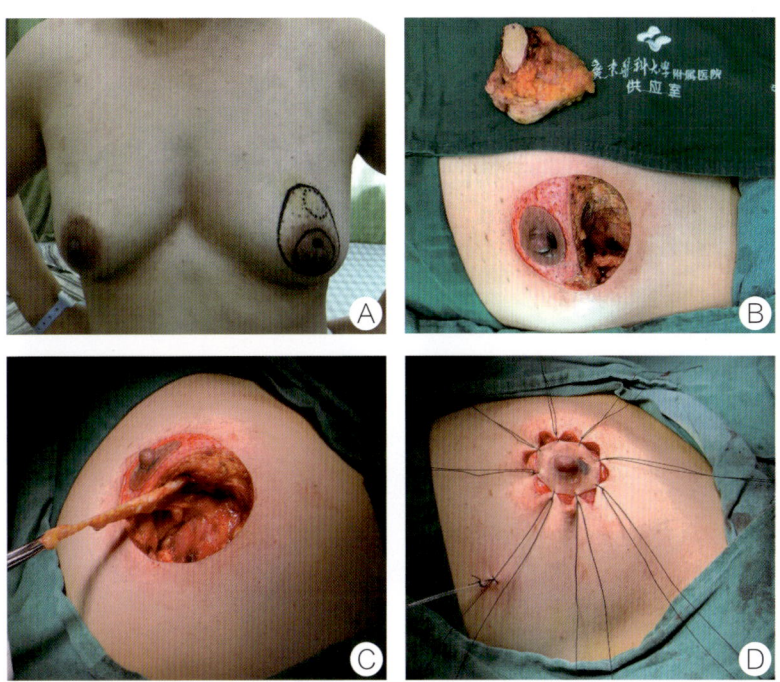

A：术前设计。B、C：病灶切除。D：瘤腔修复。

图12-6　患者术中图

（3）免疫组化：ER（阴性），PR（阴性），Her-2（阴性），Ki-67（约60%）。

五、诊断

左乳非特殊型浸润性癌（pT2N0M0 Ⅱa期，三阴型）。

六、后续治疗

予TC×6辅助化疗联合放疗，序贯卡培他滨强化1年。

参考文献

[1] REFAAT M, ABOUELNAGAH G, AWAD A, et al.Modified round block technique for peripherally located early cancer breast, a technique that fits for all quadrants[J].The Breast Journal, 2020, 26（3）: 414-419.

[2] YANG D, BAE G, CHUN Y, et al.The usefulness of oncoplastic volume displacement techniques in the superiorly located breast cancers for Korean patients with small to moderate-sized breasts[J].Ann Plast Surg, 2011, 679（5）: 474-480.

[3] MALKA I, VILLET R, FITOUSSI A, et al.Oncoplastic conservative treatment for breast cancer（part3）: techniques for the upperquadrants[J].Journal of Visceral Surgery, 2010, 147（6）: e365-e372.

[4] 潘淑娟, 张金明, 陈宇宏.乳晕双环法乳房缩小术临床应用体会[J].中国美容医学, 2007, 9（16）: 1214-1215.

[5] 许春鹏, 何莹婷, 郭子懿.双环法、改良Lejour法与垂直双蒂法治疗乳房下垂的临床效果分析[J].中国医疗美容, 2021, 11（4）: 29-32.

[6] INNOCENTI A, MELITA D."Bifidus Pedicle", the use of bilobed superomedial pedicle for breast reshaping following upper outer quadrantectomy: a new oncoplastic breast surgery technique[J].Aesthetic Plast Surg, 2021, 45（4）: 1925-1926.

[7] 徐爱国.双环法乳房缩小整形术的临床应用体会[J].中国保健营养, 2012, 22（6）: 1974.

[8] 徐佳明."双环法"乳房整形治疗乳房肥大及乳房下垂患者的随访观察研究[J].中国医疗美容, 2015, 5（6）: 10-12.

[9] HAIDONG C, JIAN L, JUFENG G, et al.A unique four-point approach for removal of giant breast fibroadenoma with marked asymmetry: a modified round block technique[J].J Invest Surg, 2020, 33（8）: 709-714.

[10] 江华, 丁伟, 章建林.保留乳头乳晕感觉功能的改良双环法巨乳缩小术[J]. 中国美容整形外科杂志, 2007, 18（6）: 404.

[11] 陆敏, 路选, 陈飞, 等.双环法乳房整形缩小术的临床应用[J].实用临床医药杂志, 2010, 14（3）: 30-31.

[12] SILVERSTEIN M J, MAI T, SAVALIA N, et al.Oncoplastic breast conservation surgery: the new paradigm[J].Journal of Surgical Oncology, 2014, 110（1）: 82-89.

[13] OGUNLEYE A A, LEROUX O, MORRISON N, et al.Complications after reduction mammaplasty: a comparison of wise pattern/inferior pedicle and vertical scar/superomedial pedicle[J].Annals of Plastic Surgery, 2017, 79（1）: 13-16.

[14]王炜.整形外科学[M].浙江：科学技术出版社，1988：183.

[15]艾玉峰，柳大烈.美容外科学[M].北京：科学出版社，1999：424-425.

[16]WEINER L，AIACHE E，SLIVER L，et al.A single dermal pedicle for nipple transposition in subcutaneous mastectomy, reduction mammaplasty, or mastopexy[J].Plast Reconstr Surg, 1973, 51（2）：115-120.

[17]SKOG T.A technique of breast reduction：transposition of the nippleon a cutaneous vasdular pedicle[J].Acta Chir Scand，1963，126（194）：453-465.

[18]KIM M K，KIM J，JUNG S P，et al.Round block technique without cerclage in breast-conserving surgery[J].Annals of Surgical Oncology，2013，20（10）：3341-3347.

[19]AZZAWI K，HUMZAH M D.Mammaplasty: the "Modified Benelli" technique with de-epithelialisation and a double round-block suture[J].J Plast Reconstr Aesthet Surg，2006，59（10）：1068-1072.

[20]LIM H，ALLEN C，NG R P，et al.Oncoplastic round block technique has comparable operative parameters as standard wide local excision：a matched case-control study[J].Gland Surg，2017，6（4）：343-349.

（编者：莫柳东　审校：陈智丹）

第十三章
迷你背阔肌肌皮瓣保乳技术的运用

第一节
概述

迷你背阔肌肌皮瓣保乳技术的运用

乳腺肿瘤整形技术现已经逐渐成为除全乳切除术、传统保乳手术外治疗乳腺癌的更优选择。整形保乳手术包括容量移位法、容量替换法，但部分女性乳房体积相对较小，通过容量移位法置换邻近腺体组织，术后很难达到完美的乳房外观，而容量替换技术可在不进行对侧乳房手术的情况下恢复乳房原有的体积，最大限度地维持术后乳房的美观效果。

目前临床上已有多种成熟的容量替换技术，包括背阔肌肌皮瓣、横行腹直肌肌皮瓣和腹壁下动脉穿支皮瓣等整形修复技术。后两者因创伤大、学习曲线长而导致普及性欠佳，而背阔肌肌皮瓣因其解剖层次清晰、操作简单、学习曲线短等优势应用更广。

背阔肌主要由胸背动脉供血，胸背动脉在进入背阔肌深面时分为下降支和横行支，其中下降支活动度较大。下降支可作为血管蒂把所支配区域的肌瓣转移至附近区域。因此，该皮瓣被广泛应用于保乳部分腺体切除后的修复。但切取整块背阔肌肌皮瓣存在术后患侧肩关节功能缺陷和供体部位凹陷等并发症。因此，有学者开始在乳腺肿瘤整形技术中尝试保留一部分肌肉的背阔肌肌瓣或肌皮瓣进行保乳。

基于背阔肌的解剖特点，1990年，Noguchi等首次报道在整形保乳手术中采用迷你背阔肌肌瓣，不仅保证了肿瘤学安全性，而且获得了满意的术后乳房外观。此后，该技术由Rainsbury进一步推广并在临床普及。其适用于乳房各象限面积达50%以上的腺体组织缺损，提高了患者对术后乳房外观的满意度。

第二节 手术适应证与禁忌证

一、适应证

（1）中小乳房且预估需切除50%以上乳房体积者。

（2）有意愿保留乳房正常外形者。

（3）拒绝行乳房重建术者。

（4）肿瘤位置不佳，如乳房内侧象限者。

（5）既往接受保乳治疗，术后出现乳房严重畸形者。

（6）接受保乳治疗，术后出现切口愈合不良、窦道形成等。

二、禁忌证

（1）无法实现阴性切缘者。

（2）炎性乳腺癌患者。

（3）不能完成术后放疗者。

（4）有严重的系统性疾病者。

（5）胸背及其分支均已损伤者。

（6）肿瘤不可切除或属晚期者。

第三节 手术评价

一、优点

（1）乳房与迷你背阔肌解剖距离近，切口隐蔽，不需要血管吻合。

（2）与传统的背阔肌肌瓣相比，迷你背阔肌脂肪瓣的切除范围小，损伤少，患者恢复时间短，并发症发生率低。

（3）肌肉表面附有的脂肪组织不仅可增加皮瓣的组织，而且其质感与正常乳腺接近，术后乳房更自然。

（4）胸背血管的分叉点及分支方向较恒定。

（5）供区保留的部分内上背阔肌束由肋间血管分支供血，感觉和功能由胸背神经内侧支支配，仍具有功能，对患者脊柱平衡和肩部功能的损伤较小。

（6）术中无须更换体位，大大缩短了手术时间，降低了细菌感染风险。

二、缺点

（1）随着时间的推移，填充的自体组织会受重力影响而出现下垂的情况。

（2）存在背阔肌萎缩的可能。

（3）肩关节功能受影响。

第四节 手术设计

一、背阔肌肌皮瓣的应用解剖

背阔肌是覆盖后侧躯干的扁平三角形肌肉，其上内侧部分位于斜方肌深处，其余部分位于皮下组织之下。肌肉起点包括第3肋骨或第4大部分肋骨、髂嵴、第6胸椎或第7胸椎、全部腰椎和骶上椎的棘突，以及肩胛骨下角。肌肉纤维向腋窝延伸，并于腋窝处形成宽肌腱插入肱骨结节间沟。背阔肌收缩时，可使肱骨后伸、内收及内旋。其功能在切除后可被肩胛区肌肉部分代偿。因此，术后肩部的功能与活动可在锻炼后获得较好的恢复。

背阔肌的血供主要来自胸背动脉，胸背动脉由肩胛下动脉发出，在进入背阔肌前发出前锯肌支，进入前锯肌为其提供血液，胸背动脉主干往下0.5~1.0 cm处发出背阔肌支，以供应背阔肌部分血运（图13-1）。

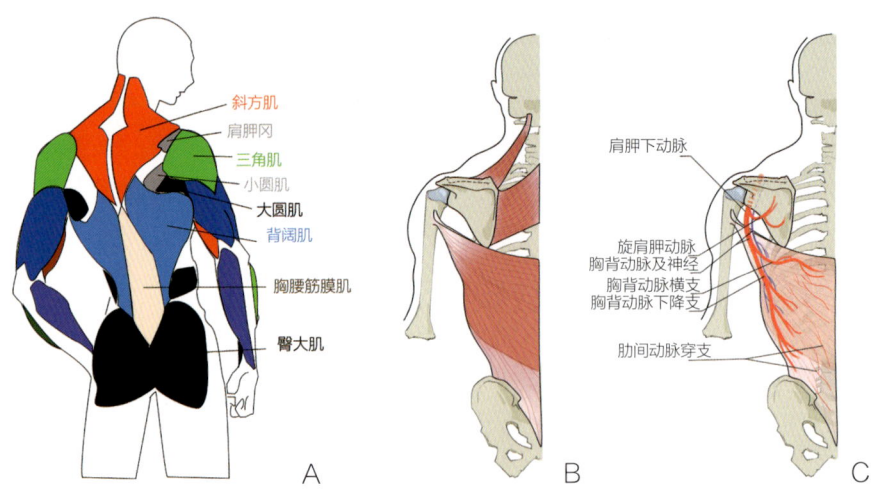

A：后躯干肌肉分布。B：背阔肌分布范围。C：背阔肌滋养血管分布。

图13-1 背阔肌局部解剖图

二、迷你背阔肌肌皮瓣术前设计

（1）患者取站立位或直坐位，首先观察对侧乳房形态，根据前正中线、腋前线距离和乳房下皱襞位置，并在超声引导下描绘出肿瘤的边界。

（2）标记背阔肌肌皮瓣的切取范围。首先在背部大致标出胸罩轮廓，在其下缘设计新月形皮瓣，向头侧弯曲；新月形皮瓣内侧距离背部正中线约3.0 cm，外侧到腋后线，皮瓣宽度约7.0 cm，以能直接拉拢缝合为度。值得指出的是，皮瓣过宽，而增加的脂肪组织量有限，反而可能造成供区并发症。迷你背阔肌肌皮瓣保乳技术示意图见图13-2。

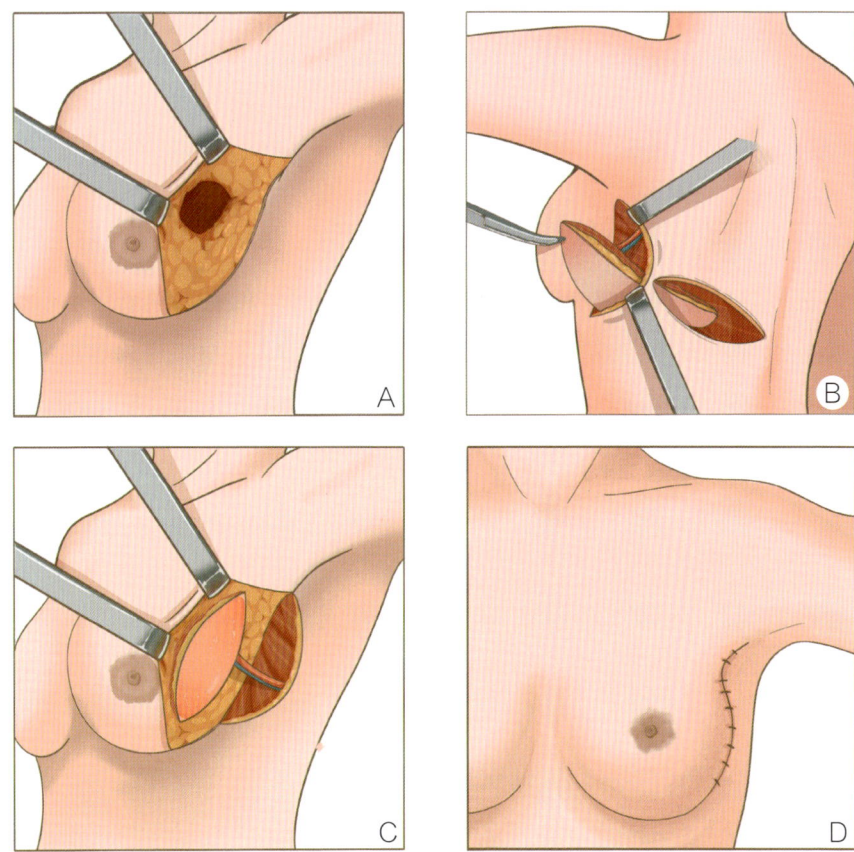

A：病灶切除。B：切取迷你背阔肌肌皮瓣。C：转移迷你背阔肌肌皮瓣。D：缝合切口。

图13-2　迷你背阔肌肌皮瓣保乳技术示意图

第五节 手术步骤

一、腋窝淋巴结的处理

患者取仰卧位,在插管全身麻醉状态下,患肢外展90°固定,垫高肩胛区,使其腋窝略向外前显露,常规消毒术野皮肤,铺无菌巾单。用5 mL注射器向肿瘤周围皮下注射亚甲蓝或纳米碳2 mL,轻轻按摩注射部位10~15 min;取患侧腋窝做弧形切口,依次切开皮肤、皮下组织,找到蓝染的前哨淋巴结,将其及周围肿大淋巴结逐一切除,送冰冻病理检查。

二、原发病灶的处理

完整切除肿瘤、瘤周部分正常组织及相应部分的胸大肌筋膜。取瘤腔四侧3、6、9、12点方向组织,以及基底组织和表面组织送检冰冻病理确定各切缘无肿瘤细胞残留。瘤腔放置4~6枚惰性金属夹,便于术后放疗时标记瘤床和设计靶区。

三、迷你背阔肌脂肪瓣切取

由前向后、由外向内游离胸背动脉外侧分支供血的部分外下区背阔肌和皮下脂肪组织,分离胸背神经内外侧支。为防止供区皮肤坏死,通常保留0.5~1.0 cm厚度的皮下脂肪层。在保证皮肤血供的前提下,尽可能多地游离脂肪组织,以保证充足的组织量。切断大部分背阔肌止点,尽量使之变窄、变薄,并能够充分前翻,但务必确保不损伤胸背血管和神经。

四、重塑乳房

沿皮下隧道无张力转移迷你背阔肌肌皮瓣。根据需要适当去除肌瓣部分组织后,将肌瓣折叠缝合成相似形状并填充组织缺损,固定时还要注意避免血管蒂扭转。

第六节 手术要点

(1)术后废用或放疗可造成肌皮瓣轻度萎缩,因此,肌皮瓣体积应大于乳腺缺损体积的20%。

(2)分离乳头乳晕后方组织时尽量不使用电刀,避免真皮下血管网破坏而导致乳头乳晕缺血性坏死。

(3)迷你背阔肌脂肪瓣可向前翻置于乳腺缺损部位,注意避免血管蒂扭曲、旋转、牵拉、折叠等。

(4)术前可用手持多普勒超声探测仪、彩超等进行胸背血管走行的定位。一方面,可以提前判断胸背血管有无损伤,排除手术禁忌证;另一方面,有助于手术操作,缩短手术时间,避免由于血管解剖变异而造成不必要的血管损伤。

(5)为防止供区皮肤缺血性坏死,通常保留0.5~1.0 cm厚度的皮下脂肪层,以保证皮肤的血运。

(6)可切断大部分背阔肌止点,尽量使之变窄、变薄,并能够充分前翻,但务必确保不损伤胸背血管和神经;手术过程中要动作轻柔,减少损伤。

(7)背部供区要充分止血,避免术后出现血肿而加重患者的心理负担。

第七节 术后并发症的应对措施

一、供区血肿

预防措施：切除供区肌（皮）瓣的过程中，范围不适宜过深、过宽、过大，避免粗暴操作，以减少组织损伤，术中应彻底止血；手术后供区及腋窝可适当使用弹力背心加压包扎，加予引流管负压吸引，避免引起供区血肿。

二、肌皮瓣坏死

预防措施：切取供区组织时，应尽可能避免使用电刀，以免灼伤肌（皮）瓣，同时要避免迷你背阔肌肌皮瓣血管蒂扭转。

三、局部皮肤凹陷

预防措施：术中应注意避免不恰当的固定和缝合等粗暴操作；同时，避免过度使用电刀电凝脂肪组织，以防局部脂肪坏死液化和局部皮肤凹陷。

四、翼状肩

预防措施：术中应避免误切肩胛下肌肉群；分离肌皮瓣时，其切除上缘距肩胛下角需保留2.0 cm以上；其肌皮瓣切除范围不宜过深、过宽、过大等。

五、术后感染

预防措施：术中应严格按照无菌操作原则操作，加强对术后伤口无菌换药及引流管的护理管理，避免造成非必要感染。在整个围手术期，应适当预防性使用抗生素，包括术前、术中、术后。

第八节
围手术期管理

一、术前管理

与患者进行充分交流和沟通,多以典型病例鼓励患者,使其逐渐消除负面心理,以积极的心态迎接手术。

二、术中管理

术中应密切监测患者生命体征(如血压、心率、呼吸、血氧)、尿量、皮温等,避免患者因手术时间过长而造成非必要的并发症。

三、术后管理

术后安全返回病房者,应保持6 h以上的侧卧姿势,监测患者的生命体征,并及时了解患者的术后恢复情况。

（一）引流管管理

首先,叮嘱患者勿随意移动或者牵拉引流管的位置,避免引流管出现脱落的情况;其次,每天按时对患者的引流管进行查看,并记录引流量;如引流管中的液体为鲜红色且引流量比较大,要及时报告医生并做相应处理;最后,有条件的情况下,应每天按时对患者的引流瓶进行更换,过程中要注意遵守无菌操作原则,避免引流袋在更换过程中发生非必要的感染。

（二）伤口管理

要按时观察患者的恢复情况,明确患者的拆线时间,如胸部伤口拆线时间一般为术后7~9天,背部伤口拆线时间一般为术后12~14天。

（三）患肢管理

若患者过早进行肩部活动，会导致皮瓣出现反复收缩，不利于伤口愈合。因此，在对患者开展患肢宣教时，应叮嘱患者尽量在术后4~7天再进行肩部活动，活动幅度要相对较小；此外，根据患者自身的病情恢复情况，可对患者肩部进行适当的按摩，以促进血液循环，防止静脉血栓的形成。

（四）并发症管理

检查患者手术侧位乳房皮肤是否出现淤血、瘀斑，以及皮肤的温度是否过高等，及时对患者进行物理降温处理。

第九节 手术总结

"迷你背阔肌肌皮瓣"的概念最早在20世纪90年代提出，现主要用于乳房缺失体积50%以上的保乳整形修复术。选择迷你背阔肌进行即刻乳腺癌保乳整复时，除考虑患者的美容意愿外，还需要考虑以下几个因素。①肿瘤占乳房体积比。肿瘤直径＞5.0 cm或者术中切除肿瘤体积占乳房体积比＞80%，迷你背阔肌脂肪瓣的体积往往不足以弥补如此大体积的缺损。②肿瘤位置。若肿物位于乳房内象限，要注意血管蒂通过肌肉后方隧道时容易受压和扭曲。③肿瘤分期。对于肿物体积较大或者腋窝淋巴结有转移的患者，可以先考虑接受新辅助化疗，再进行手术。④背部皮下脂肪层较少、背阔肌偏薄，或既往有患侧背阔肌手术史者，不建议选择该术式。

第十节
真实案例

病例

一、病情简介

患者梁某,女,28岁,因"发现右乳肿物8个月"入院。查体:右乳外上象限可触及一大小约6.0 cm×4.0 cm的肿物,质硬;右侧腋窝可触及肿大淋巴结(约2.5 cm×1.8 cm)。

二、术前钼靶

患者术前钼靶(图13-3)示:双乳腺体呈大片状致密影,右乳外上肿物直径约2.2 cm,可见分叶及毛刺,余双乳内未见明确肿块、结节及钙化灶,双乳皮肤、乳头及皮下脂肪层未见异常,血运无明显增加,所见双腋前份未见淋巴结显示,左腋前见高密度影。

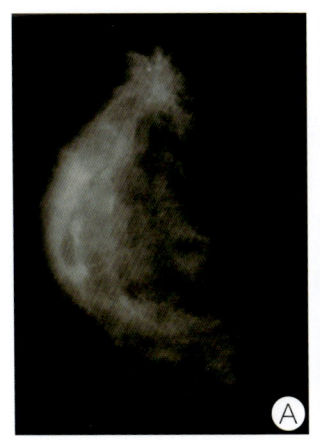
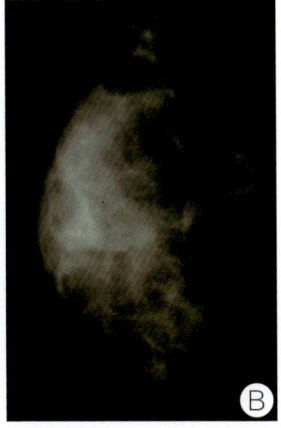

A、B:右乳斜位片。

图13-3 患者术前钼靶影像

三、术前彩超

患者术前乳腺彩超造影提示：

（1）右侧乳腺外上象限有实性占位性病变（BI-RADS 5类）。

（2）右侧腋窝多发性肿大淋巴结，结构不良。

四、穿刺病理

（1）（右乳）浸润性导管癌，Ⅲ级。

（2）（右腋窝）淋巴结见癌转移。

（3）免疫组化：ER（70%，3+），PR（<1%），Her-2（2+，弱阳性），Ki-67（20%~30%）。

五、诊断

右乳浸润性导管癌（cT3N1M0 Ⅲa期，Luminal B1型）。

六、新辅助治疗方案

采用EC×4→T×4（表柔比星+环磷酰胺×4周期→多西他赛×4周期）方案。

七、手术方式

右侧乳腺癌保乳根治术+迷你背阔肌肌皮瓣转移修复术+右侧腋窝淋巴结清扫术。患者手术图片见图13-4。

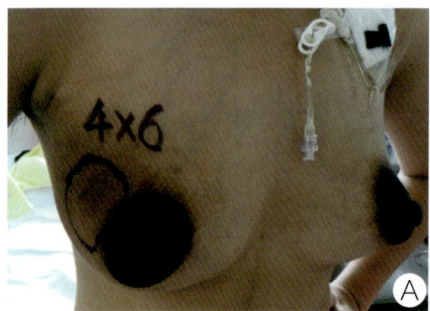
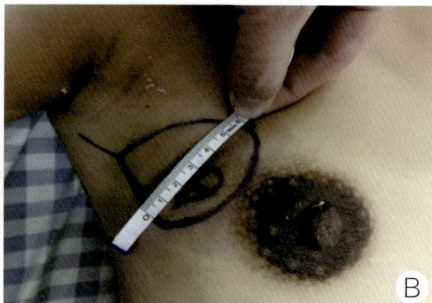

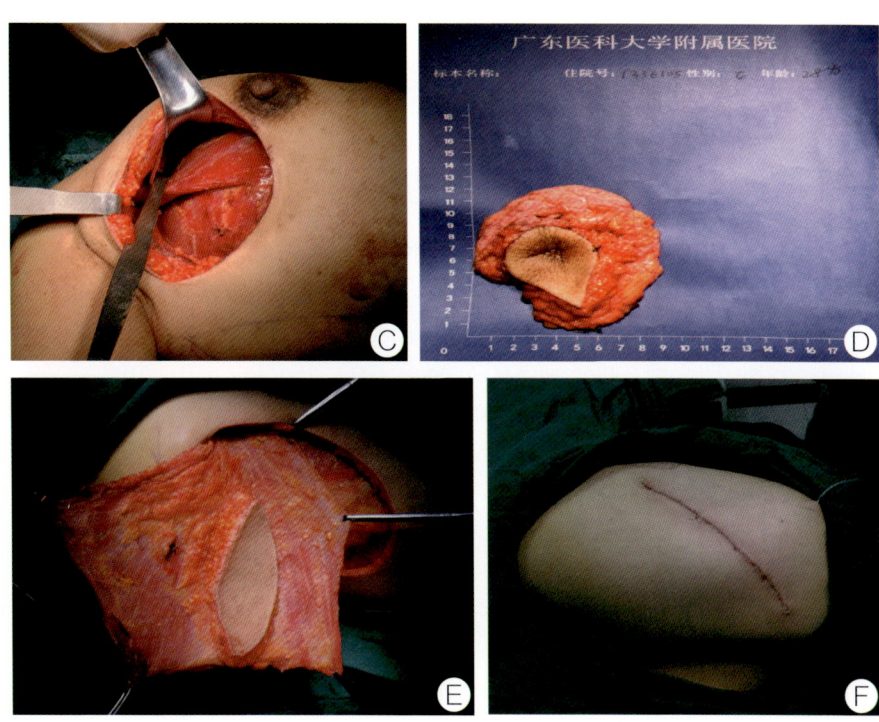

A、B：标记病灶范围。C、D：病灶切除。E、F：迷你背阔肌肌皮瓣获取。

图13-4　患者手术图

八、后续治疗

予卵巢功能抑制疗法+芳香化酶抑制剂+放疗。

九、术后恢复情况

患者术后6个月恢复情况见图13-5。

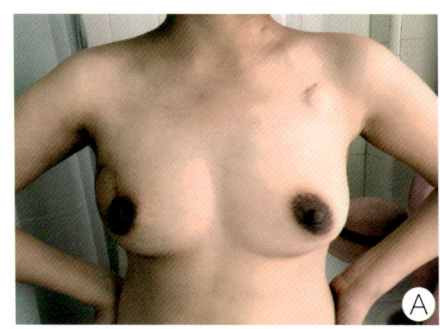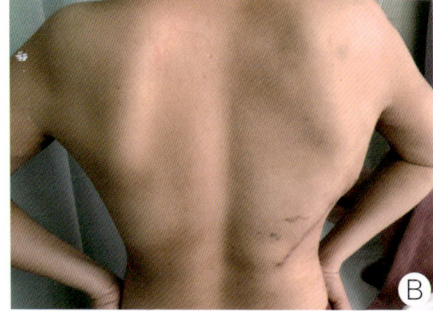

A：正位照。B：背位照。

图13-5　患者术后6个月恢复情况

参考文献

[1] 鲜建桥，孙亚，王燕，等.带蒂背阔肌降支微型肌瓣在保乳术中的临床应用[J].中华实用诊断与治疗杂志，2020，34（1）：88-91.

[2] CAI R，XIE Z，ZHOU L，et al.Pedicled descending branch latissimus dorsi mini-flap for repairing partial mastectomy defect: a new technique[J].Plastic & Reconstructive Surgery Global Open，2018，6（3）：e1692.

[3] NOGUCHI M，TANIYA T，MIYAZAKI I，et al.Immediate transposition of a latissimus dorsi muscle for correcting a postquadrantectomy breast deformity in Japanese patients[J].International Surgery，1990，75（3）：166-170.

[4] RAINSBURY M，PARAMANATHAN N.Recent progress with breast conserving volume replacement using latissimus dorsi miniflflaps in UK patients[J].Breast Cancer，2018，5（2）：139-147.

[5] 杨燕文，亓发芝.乳房重建中应用背阔肌肌皮瓣适应证及技术原则[J].中国实用外科杂志，2019，39（11）：1161-1164.

[6] 陈颖，吴炅.乳腺癌术后乳房重建中背阔肌肌皮瓣应用进展[J].中国实用外科杂志，2021，41（2）：227-230.

[7] 王辉.背阔肌带蒂皮瓣转瓣术在乳腺癌术后修复重建中的应用效果[J].中外医学研究，2019，17（32）：27-29.

[8] RAINSBURY M. Breast conservation with latissimus dorsi miniflflap: a new technique[J].Eur J Surg Oncol，2014，20：102-103.

[9] SCHAVERIEN V，RAINE C，PAREDES E，et al.Therapeutic mammaplasty-extending indications and achieving low incomplete excision rates[J].Eur J Surg Oncol，2013，39（4）：329-333.

[10] CLOUGH B，KAUFMAN J，NOS C，et al.Improving breast cancer surgery: a classification and quadrant per quadrant atlas for oncoplastic surgery[J].Ann Surg Oncol，2010，17（5）：1375-1391.

[11] GABKA J，MAIWALD G，BAUMEISTER G.Expanding the indications spectrum for breast saving therapy of breast carcinoma by oncoplastic operations[J].Langenbecks Arch Chir Suppl Kongressed，1997，114（114）：1224-1227.

[12] AUDRETSCH P.Reconstruction of the partial mastectomy defect: classification and method.Surgery of the breast: principles and art[M].Philadelphia: Lippincott Raven，1998.

[13] 郭塔，修秉蚓，苏永辉，等.中国乳腺癌术后植入物乳房重建现况调查[J].中华外科杂志，2019，57（8）：616-621.

[14] 曹晓朋，黄根钻，苗满园，等.乳腺癌保乳手术患者进行带蒂背阔肌肌瓣修复的效果分析[J].癌症进展，2021，19（20）：2105-2108.

[15] NANO T, GILL G, KOLLIAS J, et al.Breast volume replacement using the latissimus dorsi mini-flap[J].ANZ J Surg, 2014, 74（3）: 98-104.

[16] MANSFIFIELD L, AGRAWAL A, CUTRESS I.Oncoplastic breast conserving surgery[J].Chin J Gen Surg, 2013, 22（11）: 1379-1382.

（编者：黄任星　审校：邱璞）

第十四章
大网膜保乳技术的运用

第一节 概述

大网膜保乳技术的运用

大网膜保乳技术是把获取的带蒂或游离大网膜转移到乳房缺损的区域进行填充,从而保证乳房外形完整。自1963年Kiricuta首次描述利用带蒂大网膜瓣进行乳房再造后,大网膜作为自体组织,在乳腺修复手术方面得到关注。受限于早期获取大网膜时需要开腹、并发症多等,这项技术一直未能大范围地在临床上推广。

如何微创获取大网膜一直是令很多外科医生感到头疼的问题。直到1993年,Saltz首次描述了利用腹腔镜获取游离大网膜,点燃了这一希望。21世纪初,Cothier-savey和Jimenez分别利用腹腔镜获取带蒂、游离大网膜进行乳房重建,因其腹部并发症发生率低,进而引起乳腺外科医师的重视。2006年,日本学者Zaha首次报道腹腔镜获取大网膜应用于乳腺癌保乳术后的乳房肿瘤整形术。2011年,浙江大学医学院附属邵逸夫医院宋向阳等人报道了国内首例开展利用腹腔镜获取大网膜应用于乳腺肿瘤整形术,进一步证实该技术具有创伤小、并发症发生率低和供区瘢痕隐蔽等优点。此后,大网膜保乳技术逐步得到认可及普及。

第二节 手术适应证与禁忌证

一、适应证

(1)保乳意愿强烈且对乳房外形和触感要求较高。

（2）符合保乳手术适应证，且预估切除乳房50%以上腺体组织。

（3）拒绝行健侧乳房矫正术和患侧乳房重建术。

二、禁忌证

（一）绝对禁忌证

（1）有腹部大手术病史。

（2）严重腹膜炎引起大网膜广泛粘连。

（3）有腹腔内恶性肿瘤病史。

（二）相对禁忌证

（1）腹腔镜手术史（如腹腔镜胆囊切除术）及下腹部手术史（如剖宫产术）是手术相对禁忌证。由于该类手术术后腹腔粘连较轻，一般对获取大网膜组织影响不大；如果患者手术意愿强烈，可利用腹腔镜探查大网膜粘连情况后再决定合适的手术方式。

（2）体重指数（BMI）≥35也是手术相对禁忌证。因为肥胖患者在腹腔镜下取出完整大网膜时容易损伤血管，造成手术失败。

第三节 手术评价

一、优点

（1）大网膜富含脂肪组织，质地柔软，延展性强，可根据需求任意成形；大网膜还具有良好的辐射可透性，受放疗影响小，放疗后乳房形态保持稳定，可形成外观自然、触感真实的乳房。

（2）大网膜含有丰富的血管、淋巴及吞噬细胞，具有局限炎症、吸收、分泌和防御等功能，可在一定程度上降低皮下血肿、局部感染等并发症的发生率。

（3）大网膜具有较强的微血管再生能力，可以增加乳头乳晕和乳房皮肤局部血运，降低乳头乳晕坏死的发生率。

（4）大网膜血管蒂长，受肿瘤位置影响小，用其填充组织相对稀疏的乳房内上象限区域的缺损更具有优势。

（5）大网膜在乳腺癌保乳手术中可能具有局部免疫治疗的效果，可在一定程度上降低乳腺癌的复发概率，但仍需要大型临床数据的支持。

二、缺点

（1）术前无法评估大网膜体积和大网膜粘连情况。大网膜体积个体差异性大，与患者的体态无明显相关性。

（2）大网膜缺失，发生急腹症时可能不利于炎症的局部限制。

（3）大网膜含有丰富的脂肪细胞、高浓度的干细胞并具有较强的微血管生成能力，这些都提示大网膜可能存在潜在的致癌风险，可能额外增加乳腺癌患者的复发风险，但尚缺乏高质量的临床研究数据支持。

（4）带蒂大网膜转移至乳房进行填充修复时，由于潜在的皮下通道连通乳房瘤腔及腹腔，存在乳房瘤腔与腹腔之间的相互影响，可能导致炎症及肿瘤细胞在乳房瘤腔及腹腔之间的转移。

第四节 大网膜的局部解剖

大网膜是呈大围裙状遮蔽在结肠、小肠等脏器前方的腹膜结构，上缘连着胃大弯，自胃大弯及十二指肠起始部向下延续，形成大网膜的前两层，大约至脐以下水平返折向后上，形成大网膜的后两层，最后终止于横结肠，左缘与胃脾韧带延续，右缘达十二指肠起始部和横结肠肝曲。成人大网膜这四层腹膜通常合并在一起。大网膜内富含血管、淋巴、脂肪及吞噬细胞，在腹腔内具有局限炎症、吸收、分泌和防御等功能。

大网膜主要由胃网膜左、右动脉供血（图14-1），动静脉伴行。胃网膜左动脉发自脾动脉末端，胃网膜右动脉发自胃十二指肠动脉。胃网膜左、右动脉沿胃吻合，形成胃网膜动脉弓。胃网膜动脉弓向下发出大网膜左、中、右动脉和许多细小的短动脉。在大网膜右动脉外侧，胃网膜右动脉发出大网膜副动脉。大网膜中动脉的末端分为2支，分别与大网膜左、右动脉吻合，形成大网膜动脉弓。其中胃网膜右动脉比胃网膜左动脉位置相对固定且口径较宽，为大网膜供血的优势血管，因此，临床上常用胃网膜右动脉作为血管蒂。手术过程中，保护血管弓及胃网膜右动脉是决定手术成败的关键。

为了方便对大网膜进行裁剪，以网膜中动脉的走行、分支为标志，将大网膜分为以下5型。Ⅰ型：此类型最常见，大网膜中动脉在大网膜下1/3处分出分支。Ⅱ型：大网膜中动脉在大网膜中1/3处分出分支。Ⅲ型：大网膜中动脉在大网膜上1/3处分出分支。Ⅳ型：大网膜中动脉缺如，大网膜动脉弓由网膜左、右动脉分支下行吻合构成。Ⅴ型：此型胃网膜动脉弓不完整，脾动脉分支单独构成大网膜左动脉而不参与构成胃网膜动脉弓。

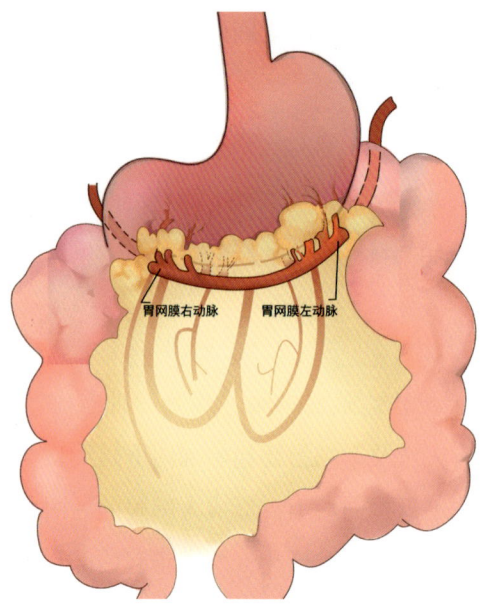

图14-1　大网膜的血管供应

第五节 手术步骤

一、乳房病灶的根治

在乳房肿瘤表面做弧形切口，游离皮下脂肪、腺体组织至肿瘤边界 2.0~3.0 cm，然后沿着肿瘤周围约 2.0 cm 的正常腺体根治性切除病灶。取肿瘤周围腺体切缘、基底和表面切缘行快速术中冰冻病理检查，确保切缘无肿瘤细胞残留；然后于残腔前、后、内、外等几个方位放置钛夹，便于后期放疗定位；常规行前哨淋巴结活检术，根据活检结果决定是否行腋窝淋巴结清扫术。

二、大网膜的获取

（一）开放获取带蒂大网膜

取剑突下两横指的正中切口约 4.0 cm，沿皮肤、皮下组织、腹白线以及腹膜逐层切开，打开腹腔；探查到大网膜并提出腹部外，顺着横结肠系膜慢慢游离大网膜，左侧直到结肠脾曲，切断胃网膜左血管，右侧直到结肠肝曲，靠近胃壁游离至幽门环，找出胃网膜右动脉及其伴行静脉并将其裸化作为血管蒂；大网膜分离完成后，在患侧乳房下皱襞偏内侧建立乳房与腹腔间约两横指宽的皮下隧道，隧道内涂抹石蜡油润滑；此时，先将大网膜经皮下隧道提拉到体外，应注意避免大网膜蒂部扭转和损伤；然后用利多卡因盐水血垫（10 mL 利多卡因+50 mL 生理盐水）包裹保护大网膜组织，观察其容量和血运，修剪血运不佳部分的大网膜组织；将大网膜轻柔、自然地放置于乳房瘤腔内；在网膜填充区域和腋窝清扫区域放置负压引流装置，关闭切口。

（二）腹腔镜下获取带蒂大网膜

（1）Trocar位置选择：患者处于平卧分腿位，以脐下缘作为腹腔镜观察孔（孔A），从孔A接上气腹针，压力为12 mmHg，气流为35 L/min。进入腹腔后，首先观察评估大网膜情况，如有异常，则在观察后放弃大网膜的尝试；如没有异常，则取反麦氏点作为操作孔（孔B），以容纳超声波刀等分离器；取右侧腋前线与脐的交点作为另外的操作孔（孔C），放置无创肠钳以牵拉网膜；对于分离困难的情况，可以在腹部的右上方增加一个额外孔（孔D），以帮助手术视野暴露。

（2）带蒂大网膜获取：建议游离大网膜的过程使用超声刀。首先，打开脾脏与大网膜的粘连，完全展开大网膜，显露网膜和横结肠的交界处；取横结肠中点偏左、距横结肠边缘约1.0 cm处切开大网膜瓣，沿着左侧游离至胃脾韧带，过程中注意凝闭胃短血管；切开胃脾韧带时，注意辨认结扎或凝闭胃网膜左动脉。然后，顺着胃脾韧带右侧沿着胃大弯游离至幽门环，幽门静脉可以作为分离幽门环的提示点。胃网膜右动脉往往是大网膜的优势血管，分离过程中要注意保护，继续向右游离大网膜至结肠肝曲，直至能把大网膜由脚侧向头侧翻起。

（3）建立皮下隧道和转移大网膜：在腹直肌和肋弓下方交界处腹壁切开约两横指宽，然后取乳房下皱襞做约3.0 cm切口，在腹直肌前鞘浅层处逐渐分离至腹腔；连通上面2个通道，并于通道内涂抹石蜡油润滑，将大网膜经过乳房下皱襞切口拉到体外，过程中注意避免大网膜蒂部损伤和扭转；用利多卡因盐水血垫（10 mL利多卡因+50 mL生理盐水）包裹保护大网膜组织，观察其容量和血运，修剪血运不佳部分的大网膜组织；将大网膜轻柔、自然地放置于乳房瘤腔内，放置负压引流装置，关闭切口。

（三）游离大网膜的血管吻合

取患侧原腋窝切口，探查到背阔肌前缘，沿着背阔肌分离出胸背血管，游离适当长度胸背血管备用；显微镜下剥离胃网膜右动脉和胸背血管，将胃网膜右动脉与胸背动脉端端吻合，在条件允许的情况下可用血管吻合器吻合静脉。吻合成功后检查大网膜血运，修剪血运不佳部分的大网膜组织；然后于乳房残腔与腋窝切口建立适当宽度的潜行腔隙；最后将大网膜沿着潜行腔隙轻柔、自然地放置于乳房瘤腔内。在网膜填充区域和腋窝清扫区域放置负压引流装置，关闭切口。手术步骤示意图见图14-2。

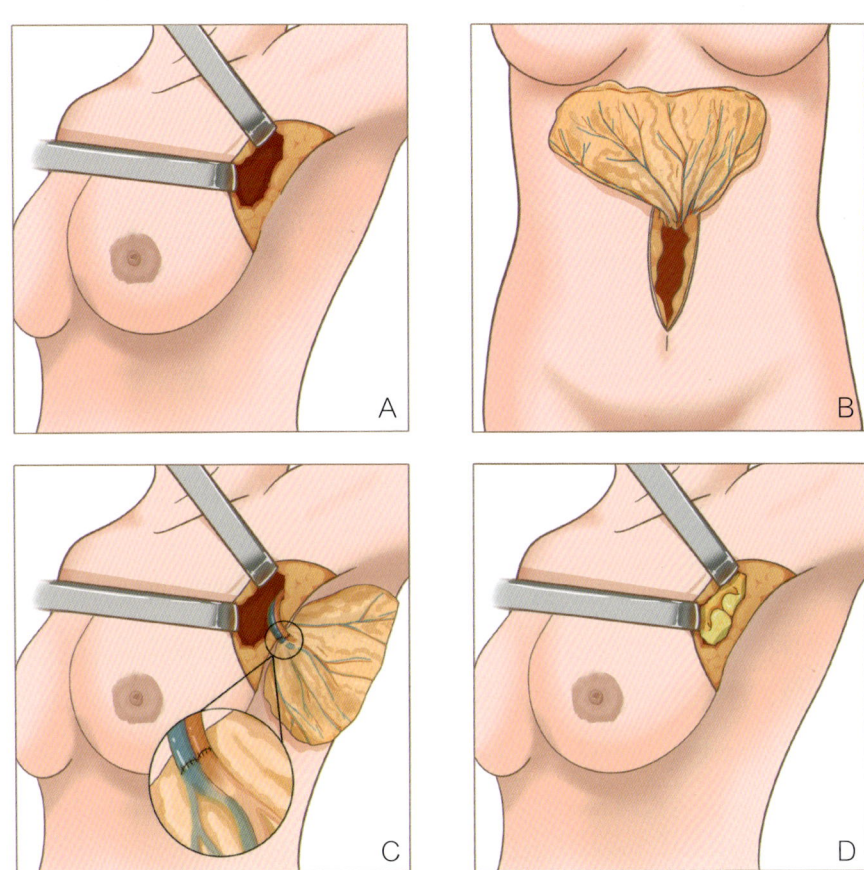

A：病灶切除。B：切取大网膜瓣。C：显微血管吻合。D：瘤腔修复。

图14-2　游离大网膜保乳重建手术步骤示意图

第六节 手术要点

大网膜保乳手术要点如下：

（1）大网膜血运丰富，建议在游离大网膜的过程中使用超声刀；对于较粗的血管，可用吸收夹加固血管残端。

（2）进入腹腔，首先断开大网膜和脾脏的粘连，充分显现大网膜与横结肠连接处，防止损伤脾被膜。

（3）离断胃结肠韧带时，建议紧贴结肠处进行。

（4）取横结肠中点偏左侧开始游离，因为此区较容易进入小网膜囊。

（5）离断胃脾韧带时，注意辨认胃网膜左动脉血管，并用吸收血管夹夹闭。

（6）自胃脾韧带至幽门管游离大网膜过程中注意紧贴胃壁，注意保护胃网膜血管弓。

（7）行带蒂大网膜保乳整形手术时，尽可能剥离血管蒂部的脂肪，以减少剑突下切口疝形成。

（8）行游离大网膜保乳整形手术时，常规取胃网膜右血管作为血管蒂，并与腋窝胸背动静脉、胸外侧血管或乳内血管进行吻合。

（9）对于体形肥胖患者，可以选择在大网膜穿出腹壁的地方用补片缝合覆盖，避免切口疝的形成。

第七节
术后并发症的应对措施

一、部分或全部大网膜瓣坏死

大网膜瓣全部坏死非常少见，常由血管蒂损伤、扭转及血管蒂血栓形成导致。一旦出现大网膜全部坏死，则提示手术失败。部分大网膜坏死与大网膜部分穿支灌注不良有关。早期可用低分子肝素抗凝改善血运，一旦出现坏死，一般需要切除坏死的大网膜。尤其需要注意的是，手术过程中保护血管蒂是减少大网膜坏死发生的关键。

二、感染（切口感染和大网膜感染）

感染一般与术后伤口处理不当和患者机体抵抗力下降有关。这种情况在临床上少见。术前及术后适当预防性应用抗生素、保持创面干洁和给予营养支持可以预防感染的发生。

三、切口疝

开放获取大网膜的切口小，对腹壁完整性的影响不大，发生切口疝的情况较少见，尤其是在腹腔镜下获取大网膜的情况更少见，但由于腹壁缺损在术后有继续扩大的趋势，特别是肥胖患者，可以适当补片加强。一旦发生切口疝，往往需要再次手术进行修补。

四、皮下积液

大网膜的吸收能力较强，该并发症较少见。如果出现皮下积液，往往由于大网膜组织灌注不良引起脂肪液化坏死所致。术中操作轻柔、减少电刀对组织的热损伤等措施，可降低皮下积液的发生。如果皮下积液范围小，可用注射器进行抽脂；如果范围较大，则可能需要行局部清创术。

五、胃肠功能障碍

胃肠功能障碍多数由带蒂大网膜牵拉结肠成角引起，主要表现为便秘、消化不良和肠梗阻等症状。手术过程中应充分游离大网膜和横结肠肝区的附着及粘连，避免牵拉结肠。

六、腹腔牵拉感

腹腔牵拉感与带蒂大网膜的张力有关。合适的网膜蒂长度是防止此并发症发生的关键。手术过程中应充分游离大网膜，特别是大网膜与肝结肠韧带的附着，若游离不足可引起牵拉感，甚至不完全性肠梗阻。

七、胃肠道或脾脏损伤

胃肠道或脾脏损伤是最严重的并发症。手术过程中应避免脾被膜、横结肠及其系膜的损伤。

第八节

围手术期管理

大网膜保乳手术围手术期准备如下。

（1）皮肤准备：常规进行患侧乳房、腋窝及腹部的皮肤准备。

（2）消化道准备：术前1天口服泻药以排空肠道，术前8 h禁食，术前4 h禁水。

（3）预防感染：一般术前30 min予抗生素预防感染。

（4）观察腹部情况：

术后注意观察患者腹部切口和胃肠蠕动情况。嘱咐患者尽早下床活动，以促进胃肠功能恢复。一般术后6h可予少量流质饮食。对于术后24h肛门仍没有排气、排便者，也可口服四磨汤或陈皮水促进胃肠蠕动。

（5）观察乳房情况：

对于患侧出现乳房肿胀明显、张力大、皮肤色泽改变者，常提示大网膜灌注不良或静脉回流障碍，适当予低分子肝素抗凝，可有效改善大网膜血运。

（6）观察引流管情况：

保持引流管有持续负压，但不建议用高负压装置，以免损伤大网膜。若引流量连续3天＜30 mL/24 h，可拔除引流管。若引流量突然增多或引流液性状改变，必须立即处理。

第九节 手术总结

大网膜在乳房保乳整形技术中有其独特优势：①大网膜高度血管化，血运丰富，有很强的吸收水分、局限炎症和生存能力，可在很大程度上降低受区术后血肿、感染和皮瓣坏死的发生率。②大网膜富含脂肪组织，质软、延展性强，可根据需求任意成形。③大网膜具有良好的辐射可透性，受放疗影响小，放疗后乳房形态保持稳定。④与其他自体皮瓣比较，大网膜具有供区创伤小、并发症少、术后恢复快、住院时间短等优势，乳房外形更加自然，触感更加柔软和真实。⑤游离大网膜没有皮下隧道，受乳房位置的限制小；同时，将瘤腔及腹腔完全隔开，可避免供受区之间的相互影响，但带蒂大网膜和游离大网膜在乳房保乳整形中各有其优缺点，应结合医师经验及患者具体情况进行选择。

大网膜应用于乳房保乳整形技术也有一定的局限性和争议：①大网

膜容量个体差异性大,与患者的体态胖瘦无明显相关性。目前,尚无精准的手段和设备可在术前评估大网膜体积和粘连情况,须依靠术中腹腔镜下进行直视评估。②大网膜体积有限,一项英国的研究表明,大网膜中位重量为270 g,对于中小型乳房而言,其容量难以满足该类患者保乳整形的需要,当乳房缺损重量超过200 g时,以单独大网膜进行填充,体积可能不足。③大网膜丢失可能影响腹部某些生理功能,例如出现急腹症时不利于局限炎症,现并未发现与大网膜丢失引起腹部生理功能缺陷的相关报道。④大网膜在肿瘤安全性方面存在一定争议,主要是因为脂肪细胞及其因子有潜在致癌可能,并且大网膜高浓度的干细胞和血管生成潜力均增加了乳腺癌复发的可能;但国内外报道并未发现导致乳腺癌复发转移与大网膜相关风险的确切证据。

综上,大网膜应用于保乳整形手术有安全便捷、腹部创伤小、并发症少、安全可控、术后乳房外形自然美观及触感柔软真实等优势,值得在临床上推广普及。

第十节 真实案例

病例1

一、病史简介

患者梁某,女,38岁,因"发现右乳肿物半年"入院。查体:右乳4~6点方向可触及一大小约3.0 cm×3.0 cm的肿物,质硬;右侧腋窝未触及肿大淋巴结。

二、术前钼靶

患者术前钼靶(图14-3)示:双乳腺体呈C形,右乳内未见明确肿块、结节,右腋前份未见肿大淋巴结影。钼靶诊断为右乳BI-RADS 4B类。

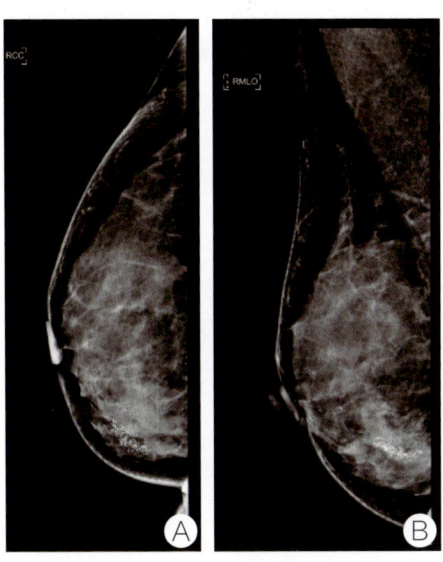

A:右乳正位片。B:右乳斜位片。

图14-3 患者术前钼靶影像

三、术前彩超

患者术前乳腺彩超(图14-4)提示:①右侧乳腺6点方向有低回声结节,(BI-RADS 4C类);②右侧腋窝未见肿大淋巴结。

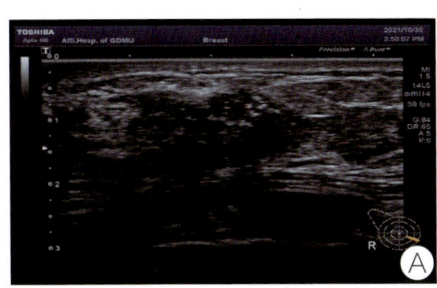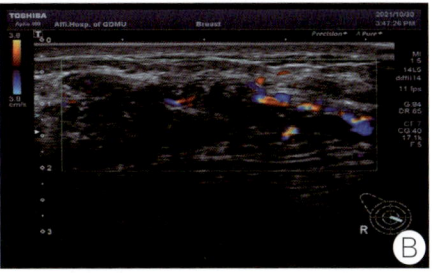

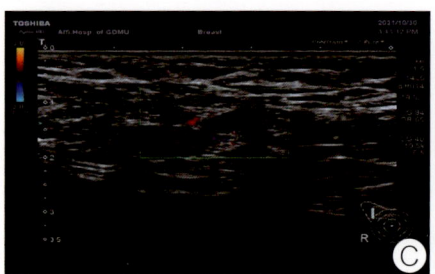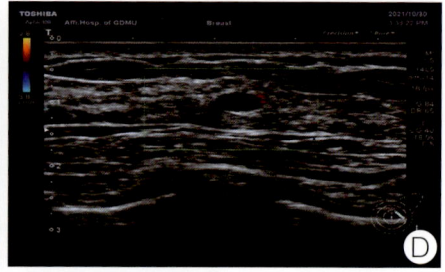

A：右乳内下象限肿物灰阶二维图。B：右乳内下象限肿物血流成像图。
C：右侧腋窝肿大淋巴结灰阶二维图。D：乳腺左侧2点方向结节灰阶二维图。

图14-4　患者术前乳腺彩超影像

四、手术方式

右乳腺癌保乳根治术+右侧腋窝前哨淋巴结活检术+带蒂大网膜转移修复术。患者手术图片见图14-5。

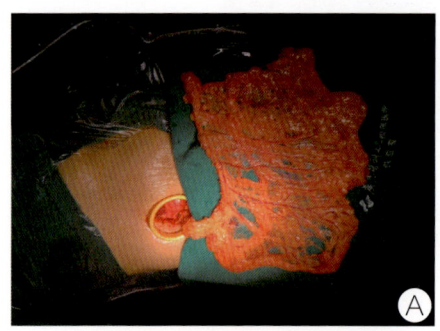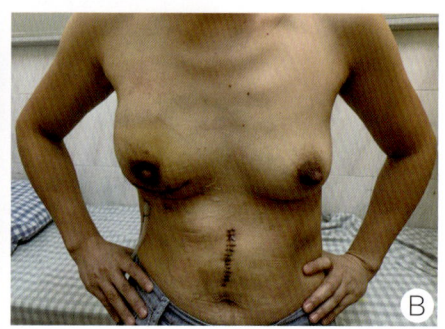

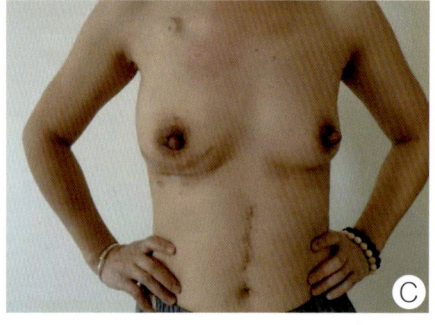

A：大网膜获取。B：术后1周。
C：术后1个月。

图14-5　患者手术图

五、手术病理

（1）（右）乳腺非特殊型浸润性癌，Ⅱ级，局部区域伴黏液分泌（约30%），未见明确的神经、脉管侵犯。

（2）（右腋窝前哨）淋巴结对应常规切片可见淋巴结共5枚，其中1枚淋巴结可见癌微转移（镜下直径约0.65 mm），其余淋巴结未见癌转移。

（3）免疫组化：ER（>90%+，强），PR（约40%+，强），Her-2（2+，弱阳），Fish阴性，Ki-67（20%）。

六、诊断

右侧乳腺非特殊型浸润性癌（pT2N1M0 ⅡB期，Luminal B1型）。

七、后续治疗

予AC（表阿霉素+环磷酰胺）×4→T×4辅助化疗+放疗，后续予OFS+AI内分泌治疗。

病例2

一、病史简介

患者马某，女，26岁，因"发现左乳肿物1月余"入院。查体：左乳5点方向可触及一大小约1.0 cm×1.0 cm的肿物，质硬；左侧腋窝未触及肿大淋巴结。

二、乳腺彩超提示

（1）左侧乳腺5点方向有低回声结节（BI-RADS 3类）。
（2）左侧乳腺11点方向有低回声结节（BI-RADS 3类）。
（3）左侧腋窝未见肿大淋巴结。

三、手术方式

左乳腺癌保乳根治术+左侧腋窝前哨淋巴结活检术+游离大网膜转移修复术。患者术中图片见图14-6。

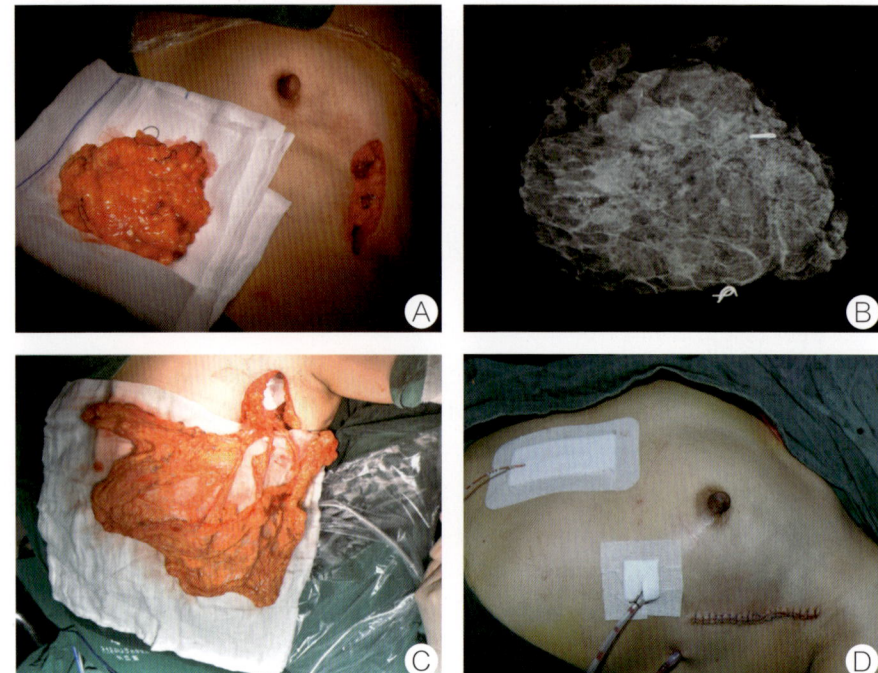

A：病灶切除。B：瘤灶术中钼靶定位。C：游离大网膜血管吻合。D：瘤腔修复。

图14-6　患者术中图

四、手术病理

（1）（左乳腺5点方向）乳腺非特殊型浸润性癌，Ⅲ级。

（2）（左腋窝前哨）淋巴结可见癌转移（1/3），另可见1枚淋巴结，可见微小癌转移；（左腋窝）淋巴结未见癌转移（0/27），（第3组）淋巴结未见癌转移（0/3）；（左胸肌间）淋巴结未见癌转移（0/2）。

（3）免疫组化：ER（约3%，1+），PR（-），Her-2（0，阴性），Ki-67（热点区约70%）。

五、诊断

左乳腺浸润性癌（pT1N1M0 Ⅱa期，Luminal B1型）。

六、后续治疗

AC（表阿霉素+环磷酰胺）×4→T×4辅助化疗+放疗，后续予内分泌治疗（OFS+AI）。

参考文献

[1] KIRICUTA I. The use of the great omentum in the surgery of breast cancer[J]. Presse Med, 1963, 71: 15-17.

[2] SALTZ R, STOWERS R, SMITH M, et al. Laparoscopically harvested omental free flap to cover a large soft tissue defect[J]. Annals of surgery, 1993, 217 (5): 542-547.

[3] SAVEY I, TAMTAWI B, DOHNT F, et al. Immediate breast reconstruction using a laparoscopically harvested omental flap[J]. Plastic & Reconstructive Surgery, 2001, 107 (5): 1156-1165.

[4] JIMENEZ G, ST P, SIROIS M, et al. Free omental flap for skin-sparing breast reconstruction harvested laparoscopically[J]. Plast Reconstr Surg, 2002, 110 (2): 545-551.

[5] ZAHA H, INAMINE S, NAITO T, et al. Laparoscopically harvested omental flap for immediate breast reconstruction[J]. Am J Surg, 2006, 192 (4): 556-558.

[6] 宋向阳, 管丹丹, 林辉, 等. 乳腺癌保乳术后腹腔镜带蒂网膜瓣一期乳房重建术[J]. 中华整形外科杂志, 2011, 27 (6): 401-405.

[7] 李国鹏, 万能斌, 邓宏武, 等. 腹腔镜下游离带蒂大网膜在保乳术乳房成形中的应用[J]. 中国现代手术学杂志, 2016, 20 (3): 164-166.

[8] ZAHA H, ONOMURA M, NOMURA H, et al. Free omental flap for partial breast reconstruction after breast-conserving surgery[J]. Plast Reconstr Surg, 2012, 129 (3): 583-587.

[9] 徐秋, 张治星, 苏阳. 乳腺癌腔镜保乳肿瘤整形手术中利用腔镜带蒂大网膜获取技术的临床应用效果[J]. 中国医疗美容, 2020, 10 (1): 19-23.

[10] 宋向阳, 管丹丹. 带蒂大网膜瓣乳腺癌保乳术后肿瘤整形技术[J]. 中国癌症杂志, 2017, 27 (8): 608-612.

[11] GUAN D, LIN H, LV Z, et al. The oncoplastic breast surgery with pedicled omental flap harvested by laparoscopy: initial experiences from China[J]. World J Surg Oncol, 2015, 13: 95.

[12] NI C, ZHU Z, XIN Y, et al. Oncoplastic breast reconstruction with omental flap: a retrospective study and systematic review[J]. J Cancer, 2018, 9 (10): 1782-1790.

[13] ZAHA H. Partial breast reconstruction for the medial quadrants using the omental flap[J]. Ann Surg Oncol, 2014, 21 (10): 3358.

[14] ZAHA H, ABE N, SAGAWA N, et al. Oncoplastic surgery with omental flap reconstruction: a study of 200 cases[J]. Breast Cancer Res Treat, 2017, 162 (2): 267-274.

[15]ZHANG P, LUO Y, DENG J, et al.Endoscopic axillary lymphadenectomy combined with laparoscopically harvested pedicled omentum for immediate breast reconstruction[J].Surg Endosc, 2015, 29（6）: 1376-1383.

[16]WANG A, PRIETO J, CAUVI D, et al.The greater omentum - a vibrant and enigmatic immunologic organ involved in injury and infection resolution[J]. Shock, 2020, 53（4）: 384-390.

[17]ZAHA H, INAMINE S.Laparoscopically harvested omental flap: results for 96 patients[J].Surg Endosc, 2010, 24（1）: 103-107.

[18]ZHANG P, LUO Y, DENG J, et al.Endoscopic axillary lymphadenectomy combined with laparoscopically harvested pedicled omentum for immediate breast reconstruction[J].Surg Endosc, 2015, 29（6）: 1376-1383.

[19]SINELNIKOV M, CHEN K, SUKORCEVA S, et al.A clinical case of breast reconstruction with greater omentum flap for treatment of upper extremity lymphedema[J].Plast Reconstr Surg Glob Open, 2019, 7（9）: 2402.

[20]NELSON D, FISHER S, ROBINSON B.The "Trojan Horse" approach to tumor immunotherapy: targeting the tumor microenvironment[J].J Immunol Res, 2014, 2014: 789069.

[21]LI N, ZHENG Z, LI J, et al.Immediate breast reconstruction with omental flap for luminal breast cancer patients: ten clinical case reports[J].Medicine (Baltimore), 2017, 96（33）: e7797.

[22]王子函，张玉龙，屈翔.利用大网膜组织行乳房重建技术[J].中国实用外科杂志，2019, 39（11）: 1235-1237.

[23]CLARO J, SARIAN L, PINTO-NETO A.Omentum for mammary disorders: a 30-year systematic review[J].Ann Surg Oncol, 2015, 22（8）: 2540-2550.

[24]DE FIGUEIREDO J C, NAUFAL R R, OLIVEIRA F C, et al.Prefabricated flap composed by skin and terminal gastromental vessels.Experimental study in rabbits[J].J Plast Reconstr Aesthet Surg, 2010, 63（6）: e525-e528.

[25]JURGENS W J, OEDAYRAJSINGH-VARMA M J, HELDER M N, et al.Effect of tissue-harvesting site on yield of stem cells derived from adipose tissue: implications for cell-based therapies[J].Cell Tissue Res, 2008, 332（3）: 415-426.

[26]JENNIFER C, FRANK C.Mature breast adipocytes promote breast cancer cell motility[J].Experimental and Molecular Pathology, 2012, 92（3）: 312-317.

[27]LOHSIRIWAT V, CURIGLIANO G, RIETJENS M, et al.Autologous fat transplantation in patients with breast cancer: "silencing" or "fueling" cancer recurrence? [J].Breast, 2011, 20（4）: 351-357.

[28]VAN ALPHEN T C, FECHNER M R, SMIT J M, et al.The laparoscopically

harvested omentum as a free flap for autologous breast reconstruction[J]. Microsurgery, 2017, 37（6）: 539-545.

[29]吴伟烈，徐顺清.大网膜解剖分型和延长技术[J].上海第二医科大学学报，1997，17（6）: 455-456.

[30]卢伶俐，万能斌，周征宇，等.保留乳头乳晕的乳房全切术后带蒂大网膜联合假体乳房一期重建23例[J].中华普通外科学文献（电子版），2016，10（6）: 431-434.

[31]宋向阳.腹腔镜技术获取大网膜在乳腺癌术后乳房重建中应用[J].中国实用外科杂志，2020，40（10）: 1146-1149.

[32]王子函，辛培，张忠涛，等.腹腔镜下获取带蒂大网膜瓣在乳腺癌术后乳房重建中的应用价值[J].中华乳腺病杂志（电子版），2019，13（2）: 65-68.

[33]DAVID W, RAZMARA N, NARAYAN K, et al.Volume assessment of the greater omentum for autologous breast reconstruction planning[J].European Journal of Surgical Oncology, 2013, 39（5）: 474-475.

[34]COSTA S, BLOTTA R M, MEURER L, et al.Adipocyte morphometric evaluation and angiogenesis in the omentum transposed to the breast: a preliminary study[J].Clinics（Sao Paulo）, 2011, 66（2）: 307-312.

[35]VISNU L, GIUSEPPE C, MARIO R, et al.Autologous fat transplantation in patients with breast cancer: "silencing" or "fueling" cancer recurrence?[J].2011, 20（4）: 351-357.

（编者：陈英毓　审校：邱璞）

第十五章
游离真皮脂肪瓣保乳技术的运用

第一节 概述

游离真皮脂肪瓣保乳技术是指通过游离真皮脂肪瓣（free dermal fat graft，FDFG）修复保乳术后乳房缺损并重塑乳房外形的手术方式。该术式可在保持乳房外形的前提下切除更多的组织量，适用于肿瘤相对较大，且不同意行乳房重建术的患者；特别是乳房内象限肿瘤因其可供移位填充的邻近组织量有限，采用FDFG修复该处组织是一个理想选择。

20世纪90年代，Coleman根据面部和手部脂肪移植技术的成功经验将该技术应用于乳房手术中。2007年，Kijima等学者回顾性分析接受即刻游离真皮脂肪瓣保乳患者的资料时发现，其乳房大小、外形及乳头位置基本与健侧对称。此项技术提示了乳腺癌保乳手术中可通过游离真皮脂肪瓣移植术修复乳房缺损并获取较好的效果。Mizoguchi等通过动物实验观察到FDFG植入受区后可见新生血管形成，是修复乳房缺损的理想材料。Shima等通过3年的真实世界人群随访，进一步证实上述观点。Biasio进一步证实了FDFG应用于保乳手术中的美容效果及肿瘤安全性。

一般而言，游离真皮脂肪瓣供区可分为下腹壁、侧腹区、腹股沟区、大腿内侧或外侧、臀区等，但以下腹壁游离真皮脂肪瓣在保乳手术中最常用。

第二节 手术适应证和禁忌证

一、适应证

（1）患者有保乳意愿。

（2）手术病灶能达到完整切除的标准，切缘阴性。

（3）拒绝或不适合行乳房重建手术。

（4）单发病灶或者多中心病灶位于乳房外上象限者。

（5）预计切除腺体组织量占乳房体积比例＞50%。

二、禁忌证

（1）有腹部手术史、腹部皮肤毁损或感染严重。

（2）体形过瘦，BMI＜18。

（3）患者不同意行放疗。

（4）既往接受过乳腺或胸壁放疗。

（5）累及皮肤的活动性结缔组织病，尤其是硬皮病和红斑狼疮。

（6）病变广泛，无法完整切除，最终切缘阳性。

（7）炎性乳腺癌。

（8）2型糖尿病且血糖控制欠佳。

第三节 手术评价

一、优点

（1）皮瓣成形简单，乳房形态自然美观。

（2）可提供足量的真皮组织和脂肪组织。

（3）手术操作简单。

（4）游离真皮瓣易获取，术中未涉及肌肉、血管、筋膜的切取，术后并发症少。

二、缺点

（1）手术增加额外伤口，术后腹部存在手术瘢痕，影响腹部美观。

（2）切取游离真皮脂肪瓣可能会损伤腹壁下动脉穿支。

（3）游离真皮脂肪瓣存在较高的脂肪吸收率，远期可能出现皮瓣萎缩而造成乳房体积缩小的情况。

（4）后期存在脂肪瓣硬化的可能，影响乳房质感。

第四节 解剖与手术设计

一、下腹前壁游离真皮脂肪瓣的解剖

下腹前壁是游离真皮脂肪瓣最常用的供区，以下内容均以此为例进行叙述。下腹前壁自表面至深部切面依次为皮肤、皮下脂肪层、浅筋

膜、肌肉层、深筋膜、腹膜外（前）脂肪和腹膜。下腹前壁皮下脂肪含量较多，皮肤及皮下脂肪层富有弹性，伸展性及移动性较大，故临床上将下腹前外侧壁作为游离真皮脂肪瓣的常规供区。脐部是腹壁最薄弱之处，无皮下脂肪及肌肉组织，血管分布少，故游离真皮脂肪瓣时多采取远离脐部的低位横切口，自皮肤垂直向下至腹直肌前鞘，避免损伤皮下血管、神经及筋膜，使供体瘢痕隐藏于比基尼线下方。因未切取肌肉组织，所以游离真皮脂肪瓣由真皮组织和脂肪组织构成。

二、游离真皮脂肪瓣的手术设计

患者取站立位，术前标记乳房肿瘤位置、大小，并测量乳房缺损体积，取腹壁脐下正中横行梭形切口，可进一步根据切除乳房腺体量确定腹部切除组织大小，皮瓣下缘紧贴会阴上方的自然横形褶皱处，上缘尽量远离脐部，皮瓣外缘为两侧髂前上棘，使之切取皮瓣后腹部切口隐藏于比基尼线下方（图15-1）。

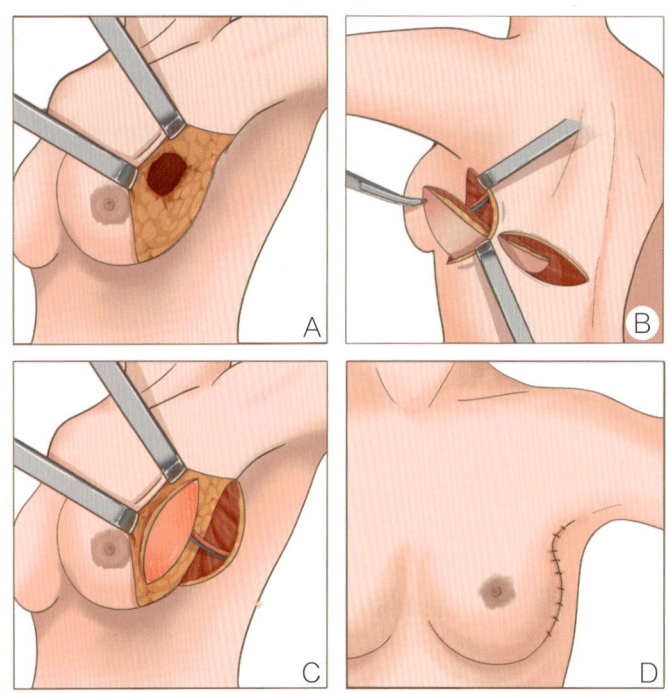

A：病灶位置。B：切取真皮脂肪瓣。C：转移真皮脂肪瓣。D：缝合切口。

图15-1 下腹前壁游离真皮脂肪瓣保乳技术示意图

第五节
手术步骤

一、体位摆放

患者取仰卧位，全身麻醉下，患肢外展90°并固定，垫高肩胛区，常规消毒术野皮肤，铺无菌巾单。

二、乳房病灶的根治

完整切除肿瘤、瘤周部分正常组织及相应部分的胸大肌筋膜。取瘤腔内3、6、9、12点方向切缘，以及基底切缘和表面切缘送检冰冻病理，确保各切缘无肿瘤残留。建议在取切缘过程中使用手术刀而非电刀进行切取，以便获得尽可能薄的组织，并且能避免因电刀烧灼过后引起组织细胞变性影响病理科医生阅片。术后瘤腔放置4～6枚惰性金属夹，便于术后放疗时标记瘤床、设计靶区。

三、游离腹部真皮脂肪瓣的获取

根据术前皮瓣切口设计，切取游离真皮脂肪瓣，自皮肤垂直向下至腹直肌前鞘。切取过程中，注意避免损伤腹壁筋膜、肌肉、血管和神经等。使用组织剪将下腹壁皮瓣表皮至真皮层均匀剪除，根据乳房缺损的形状、大小，切取体积略大的游离真皮脂肪瓣。因为脂肪瓣存在术后萎缩的情况，所以建议皮瓣体积为切除体积的110%～140%。

四、瘤腔的修复

适当修剪，切除多余脂肪，游离真皮脂肪瓣对应乳房边缘区域修薄，邻近乳头乳晕部分保留相对较厚的脂肪，可使重塑乳房的外形更自然。裁剪符合缺损区域形状后，翻转游离真皮脂肪瓣，将游离真皮脂肪瓣真皮层面向胸大肌表面，因为真皮层面和胸大肌表面之间可建立新的血管网，以供应皮瓣的血运。脂肪组织瓣可重叠、卷曲并缝合塑形，将其与乳腺组织残端用丝线间断缝合固定，并放置负压引流装置。使用4-0可吸收线逐层缝合皮下组织，用非可吸收线5-0间断缝合皮肤。

第六节 手术要点

游离真皮脂肪瓣保乳技术的手术要点如下：

（1）术前应根据乳房切除范围及供区选择范围标记出手术切口。

（2）游离真皮脂肪瓣，脂肪厚度不宜>3.0 cm，皮瓣应宽而薄，适当修剪，切除多余脂肪，易于进行塑形及保证血供，减少脂肪液化的发生。

（3）游离真皮脂肪瓣获取和修剪时建议使用手术刀、组织剪进行锐性分离。

（4）皮瓣真皮层面向胸大肌表面，二者须紧密贴合并固定牢靠。

（5）游离真皮脂肪瓣对应乳房边缘区域应适当修薄，邻近乳头乳晕部分保留相对较厚，使乳房塑形后的外观更自然。

（6）术中严格按照无菌原则操作，避免术后发生感染。

（7）彻底去除皮瓣表皮，避免植入性表皮囊肿、移植物表皮化后窦道形成。

第七节
术后并发症及其处理

一、术后切口感染

术中用手术器械将胸部、腹部分开，避免发生交叉感染，切口缝合前须行伤口冲洗，术后注意监测患者体温，复查血常规、C反应蛋白等检验指标，详细记录患者伤口引流量。如出现伤口感染，视患者情况使用抗生素，并加强伤口换药，注意引流管是否通畅。

二、血肿

术后血肿多发生于瘤床处，多由术中止血不彻底造成，建议术中充分止血，以降低术后出现血肿的风险。如术后出现血肿范围较小，可保持引流管通畅，充分引流，适当延长拔管时间；如血肿范围较大，难以引流，可间断拆开切口，以清除瘤床血肿。

三、脂肪液化

手术过程中破坏了大量脂肪细胞，外溢脂肪分解并生成液体油脂积聚于切口，增加感染机会；需观察患者切口，注意切口是否有红肿、渗液，皮下是否存在积液，必要时进行抽液，以及时清除积液。

第八节 术后管理

游离真皮脂肪瓣保乳技术的术后管理主要包括以下内容:

(1) 患者术后常规补液、消肿等对症治疗,视伤口情况,予抗感染治疗。

(2) 固定引流管,勿打折、弯曲,以免影响引流;记录引流液的量及性质,术后连续3天引流液<10 mL时可考虑拔除引流管;注意有无术后出血,切口是否有脂肪液化。

(3) 术后3天内需密切观察手术切口及乳房皮肤的颜色和张力情况,以评估皮瓣血运情况,必要时可行彩超进一步评估皮瓣血运,确认是否存在皮下积液。

(4) 腹部切口应用腹带加压。

第九节 手术总结

对于乳房体积较小,肿瘤占比较大或肿瘤位于乳房内上象限者,游离真皮脂肪瓣保乳技术是解决此类问题的一个方法。游离真皮脂肪瓣对体积较小的乳房有良好的美容填充效果,游离真皮脂肪瓣的真皮组织对局部乳腺组织具有良好的支撑作用,相比以单纯残余乳腺组织游离填充可获得更好的美容效果,也比带蒂肌瓣移植更简便。此外,游离真皮脂肪瓣易获取,未损伤肌肉、血管、筋膜,后续并发症少;手术操作简单，肿瘤安全性高，手术风险较低，学习周期短，可以更快地掌握。

相关研究表明，游离真皮脂肪瓣富含脂肪组织，可能存在肿瘤相关脂肪细胞（cancer-associated adipocytes，CAAs），移植后可促进乳腺癌细胞的增殖、迁移、侵袭和介导肿瘤耐药，甚至可能与乳腺癌自体脂肪组织填充术后局部事件的发生率增加有关。

游离真皮脂肪瓣依靠真皮层面和胸大肌表面之间建立血管网，以供应皮瓣的血运。而Agabit-i Rosei的研究表明，糖尿病不同阶段都存在微血管异常的状况。因此，对糖尿病患者及血糖控制不佳者，须谨慎选择。此外，游离真皮脂肪瓣存在脂肪液化，腹壁下动脉血供被破坏，有影响后期使用腹壁下动脉穿支皮瓣和带蒂腹直肌皮瓣进行乳房重建的可能。而且一项回顾性荟萃分析结果表明，游离真皮脂肪瓣在辅助放疗的过程中，单脂肪坏死和部分皮瓣丢失的发生率更高。

现阶段，游离真皮脂肪瓣保乳技术的循证级别较低，既往文献报道的病例数较少，对于植入脂肪瓣的存活情况、存活比例缺乏客观的衡量指标，术后乳房外形、组织质地、患者报告结局（包括满意度）的数据也不够详实。因此选择该术式时，主刀医生应与患者进行充分沟通，向其解释当中的优劣势。

第十节 真实案例

 病例

一、病情简介

患者徐某，女，37岁，因"发现左乳肿物10天"入院。查体：左乳12点方向可触及一大小约2.0 cm×1.6 cm的肿物，质硬；左侧腋窝未触及肿大淋巴结。

二、术前彩超

患者术前乳腺彩超提示如下。

（1）左侧乳腺12点方向近乳头处有低回声结节（BI-RADS 5类）。

（2）左侧腋窝未见肿大淋巴结。

三、手术方式

左乳腺癌保乳根治术+游离脂肪瓣瘤腔修复术+左侧腋窝淋巴结活检术。患者术中图片见图15-2。

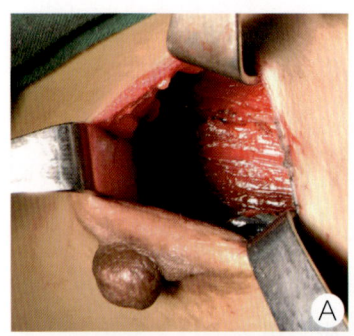
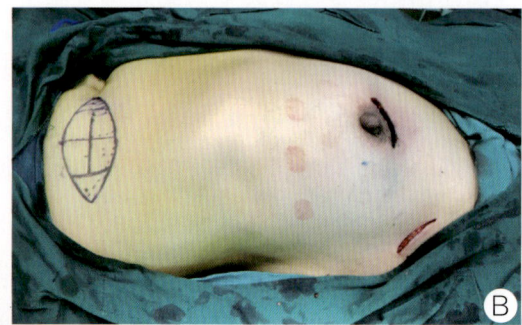
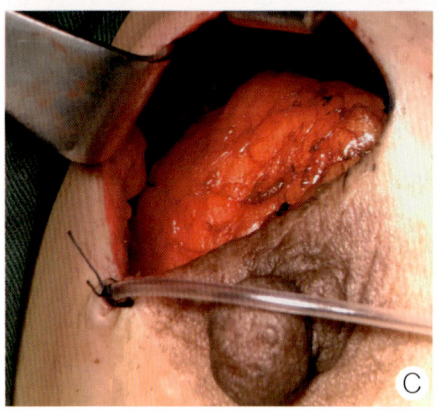
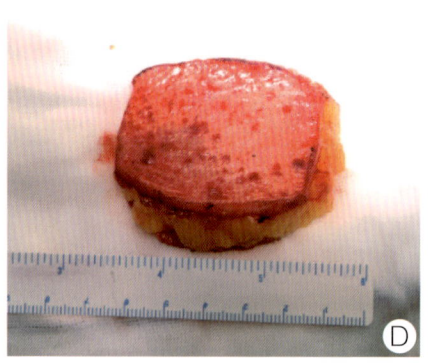

A：病灶根治。B：游离腹部真皮脂肪瓣设计。C、D：游离腹部真皮脂肪瓣获取。

图15-2　患者术中图

四、手术病理

（1）（左乳）非特殊型浸润性导管癌，癌灶最大直径约1.6 cm，Ⅱ

级；未见明确的神经束侵犯；切缘组织未见癌。

（2）（左腋窝前哨）淋巴结见癌转移（0/4）。

（3）免疫组化：ER（90%，3+），PR（60%，3+），Her-2（阴性），Ki-67（约10%）。

五、诊断

左乳非特殊型浸润性导管癌（pT1cN0M0Ⅰa期，Luminal A型）。

六、后续治疗

予AC×4（多柔比星脂质体注射液+环磷酰胺注射液×4周期）辅助化疗+放疗，后续予内分泌治疗（OFS+AI）。

参考文献

[1] KIJIMA Y, YOSHINAKA H, Owaki T, et al.Early experience of immediate reconstruction using autologous free dermal fat graft after breast conservational surgery[J].J Plast Reconstr Aesthet Surg, 2007, 60（5）: 495-502.

[2] 黄佳鹏, 庄亚强, 周韬, 等.乳腺癌患者游离真皮脂肪瓣保乳术与传统保乳术并发症比较[J].肿瘤研究与临床, 2022, 33（3）: 184-188.

[3] COLEMAN S R.Grabb and Smith's plastic surgery[M].6th ed.Philadelphia: Lippincott Williams & Wilkins, 2007: 24-67.

[4] YUKO K, HEIJI Y, MUNETSUGU H, et al.Clinical and pathologic evaluation of implanted free dermal fat grafts after breast cancer surgery: a retrospective analysis[J].Surgery, 2012, 151（3）: 444-455.

[5] SHIMA H, KUTOMI G, KYUNO T, et al.Flap revascularization in patients following immediate reconstruction using an autologous free dermal fat graft for breast cancer: a report of two cases[J].Surg Case Rep, 2016, 2（1）: 54.

[6] MIZOGUCHI T, KIJIMA Y, HIRATA M, et al.Histological findings of an autologous dermal fat graft implanted onto the pectoralis major muscle of a rat model[J].Breast Cancer, 2015, 22（6）: 578-585.

[7] BIASIO D, BERTOZZI S, LONDERO P, et al.Surgical and oncological

outcomes of free dermal fat graft for breast reconstruction after breast-conserving surgery[J].Adv Clin Exp Med，2018，27（6）：773-780.

[8]KIJIMA Y，YOSHINAKA H，FUNASAKO Y，et al.Immediate breast reconstruction using autologous free dermal fat grafts provides better cosmetic results for patients with upper inner cancerous lesions[J].Surgery today，2011，41（4）：477-489.

[9]中华医学会外科学分会乳腺外科学组.早期乳腺癌保留乳房手术中国专家共识（2019版）[J].中华外科杂志，2019，57（2）：81-84.

[10]宋尔卫，陈凯，刘萌华，等.中国早期乳腺癌保乳手术临床实践指南（2022版）[J].中国实用外科杂志，2022，42（2）：132-136.

[11]田得虎，赵峰，张英泽.周围神经卡压的研究进展[J].中国康复医学杂志，2007，22（1）：85-87.

[12]苏逢锡，宋尔卫.乳腺癌保乳治疗[M].北京：人民卫生出版社，2014.

[13]CHOI J，CHA J，KOO S. Adipocyte biology in breast cancer：fromsilent bystander to active facilitator[J]. Prog Lipid Res，2018，69：11-20.

[14]HOY J，BALABAN S，SAUNDERS N. Adipocyte-tumor cell metabolic crosstalk in breast cancer[J]. Trends Mol Med，2017，23（5）：381-392.

[15]BERTOLINI F，LOHSIRIWAT V，PETIT Y，et al. Adipose tissue cells，lipotransfer and cancer：a challenge for scientists，oncologists and surgeons [J]. Biochim Biophys Acta，2012，1826（1）：209-214.

[16]AGABITI I，ROSEI E. From macro-to microcirculation：benefits in hypertension and diabetes[J]. J Hypertens Suppl，2008，26（3）：S15-S19.

[17]李建一，张扬，张文海，等.应用下腹壁游离皮脂肪瓣辅助乳腺癌保乳手术[J].中华内分泌外科杂志，2015，9（5）：364-366.

[18]CHANG I，CARLSEN T，FESTEKJIAN H，et al.Salvage rates of compromised free flap breast reconstruction after recurrent thrombosis[J].Annals of plastic surgery，2013，71（1）：68-71.

（编者：唐江华　审校：邱璞）

第十六章
侧胸壁穿支皮瓣保乳技术的运用

第一节 概述

侧胸壁穿支皮瓣保乳技术的运用

在保乳手术当中，可利用的侧胸壁穿支皮瓣包含带蒂胸外侧动脉穿支皮瓣、带蒂肋间动脉外侧穿支皮瓣、带蒂腹壁上动脉穿支皮瓣及带蒂胸背动脉肌皮穿支皮瓣等。这种手术方式尤其适合亚洲女性，因其乳房容积普遍偏小，当切除乳腺组织范围稍大，无论利用何种容量移位法都难以纠正乳房畸形时，采取侧胸壁穿支皮瓣的方法可补充切除乳房区域的缺损量，以弥补这一不足。

"穿支皮瓣"这一名称，自出现以来，起初由于缺乏规范化的定义，学者对于其命名分为两种看法，以我国台湾地区魏福全为主的观点认为穿支皮瓣应由已明确命名的动脉发出的穿支血管进行血供，皮瓣也只包括皮肤和皮下组织，而不应带上任何深筋膜，这也被称为穿支皮瓣的狭义概念。以日本Koshima和美国Hallock为主的观点则认为一切穿支血管供养的皮瓣，无论结构上是否有深筋膜，均是穿支皮瓣，这也被称为穿支皮瓣的广义概念。这两种看法曾在学术上引起广泛的争议，直到2006年10月，多伦多大学整形外科主任Blondeel等出版了《穿支皮瓣：解剖学、技术和临床应用》（*Perforator Flaps*：*Anatomy*，*Technique and Clinical Applications*）这一专著，才在穿支皮瓣的命名上取得一致性共识，普遍接受穿支皮瓣的广义概念。

目前，随着学者对穿支皮瓣认识的加深及技术成熟，更倾向于将穿支皮瓣定义为以管径细小的皮肤穿支血管供血的轴型皮瓣，以更好地适应临床需求。

第二节

手术适应证和禁忌证

一、适应证

（1）临床上大多数有保乳意愿的患者。

（2）切除少量组织也会引起明显局部畸形的乳房。

（3）既往接受保乳治疗，术后出现乳房严重畸形。

（4）接受保乳治疗，术后出现切口愈合不良、形成窦道等。

二、禁忌证

（1）穿支血管在术前已经被破坏。

（2）术中切缘无法保证无肿瘤细胞残留。

（3）无法耐受术后放疗。

（4）乳房皮肤广泛侵犯。

第三节

手术评价

一、优点

（1）可不切取供区的肌肉，减少供区的损伤。

（2）皮瓣切口的设计及组织量的选择可根据手术需要调整。

（3）患者术后康复较快。

二、缺点

（1）侧胸壁穿支皮瓣的血管解剖结构具有不确定性，有时出现缺如，有时无动脉或静脉伴行，可能需要术中临时更改手术方式。

（2）侧胸壁穿支皮瓣的血管管径较小，可能出现血管栓塞，甚至回流障碍的情况。

（3）侧胸壁穿支皮瓣的血管可能部分嵌入肌肉之内，分离时容易损伤血管。

（4）静脉管径较小，容易发生淤血导致部分皮瓣坏死。

第四节 各类型侧胸壁穿支皮瓣技术的概述与手术设计

一、带蒂胸外侧动脉穿支皮瓣技术的概述、手术设计及手术步骤

（一）概述

胸外侧动脉多在前锯肌表面下行，并供应前锯肌、胸前外侧区皮肤及乳房外侧部，但起点比较分散。研究发现，其来源可分为6型：Ⅰ型来源于胸肩峰动脉，Ⅱ型来源于腋动脉，Ⅲ型来源于胸背动脉，Ⅳ型来源于肩胛下动脉，Ⅴ型来源于多源型，Ⅵ型为缺如型。

1986年，Holmstrom和Lossing最先报道将带蒂胸外侧动脉穿支皮瓣应用于乳房二期再造患者中并取得良好的效果。2004年，荷兰Woerdeman等学者报道了该皮瓣在乳房再造中的手术效果及其影响因素。2006年，巴西Munhoz等学者报道了34例乳腺癌患者接受带蒂胸外侧动脉穿支皮瓣保乳术，结果显示，88.2%的患者认为接受此项技术的保乳美容效果良好或

非常好。2015年，英国McCulley等学者报道了利用胸外侧动脉穿支皮瓣进行保乳，结果表明这是一项可靠的技术。近年来，我国宋达疆、陈天文、罗建国等学者也做了相关报道。

（二）技术设计

首先，用多普勒超声评估胸外侧动脉、静脉是否存在及是否相互伴行，并用记号笔标记其从主干发出后走向皮肤的位置。有条件的机构，最好加做胸部CT血管成像检查，以进一步确定胸外侧动脉数量及走行位置。

其次，穿支皮瓣范围前可到乳房外侧皱襞，后到背阔肌前缘外1.0~2.0 cm，向上至腋毛下缘或其下方1.0 cm处，向下可延伸至乳房下皱襞水平。皮瓣范围应包含穿支走行在内的一纵行或横行的梭形皮瓣，但更建议选择纵行皮瓣，一方面可以将切口隐蔽在腋中线上，另一方面可以使穿支走行方向与皮瓣平行，减少血管蒂发生扭转的机会。

最后，一般皮瓣的最大长径不超过10.0 cm，宽径控制在2.0~3.0 cm为宜，过长则容易引起皮瓣远端缺血，过宽则会导致乳房外移。手术示意图见图16-1。

（三）技术步骤

1. 前哨腋窝淋巴结活检

按皮瓣设计切口线切开皮肤，沿蓝染淋巴管走向找到并切除蓝染淋巴结及其周围肿大的淋巴结。需要注意的是，分离腋窝结构时需要层次，以免误伤胸外侧动脉穿支，且尽可能多地将沿皮瓣走行的无名细小的穿支血管保留，以备使用。

2. 乳房病灶切除

彻底切除癌灶及其周围1.0~2.0 cm范围内的正常组织，术中快速冰冻病理报告明确切缘阴性后，放置好钛夹。

3. 带蒂胸外侧皮瓣的获取

切开皮瓣前缘，逐层暴露脂肪浅层、脂肪深层，直至前锯肌表面；进而将胸外侧动脉、静脉及其分支的走行显露，全部携带或者仅携带优势动脉、静脉穿支保留在血管蒂内；游离血管蒂时，不仅要适当裸化分

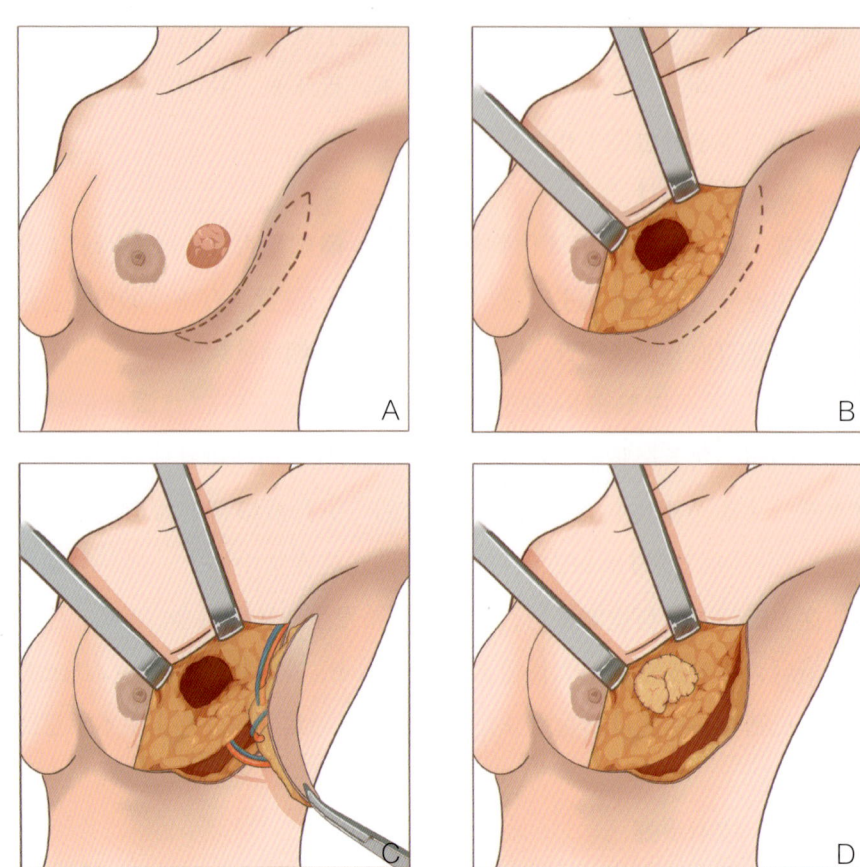

A：切口设计。B：病灶切除。C：转移皮瓣。D：缝合切口。
图16-1 带蒂胸外侧动脉穿支皮瓣技术示意图

离以获取较长的血管蒂，还要保留部分筋膜组织在血管蒂周围以作保护；随后可切开皮瓣后缘直至背阔肌前缘，再将皮瓣完全分离并掀起。

4. 瘤腔修复

皮瓣去除表皮时，可通过观察表面渗血情况来判断皮瓣血运情况，通过皮下隧道将皮瓣旋转并转移至缺损处，注意避免蒂部扭转、挤压；调整塑形后缝合固定，彻底止血后留置负压引流管，逐层缝合皮下、皮肤，最后用敷料覆盖。

二、带蒂肋间动脉外侧穿支皮瓣技术的概述、手术设计及手术步骤

（一）概述

胸廓肋间分布着许多穿支血管，并有对应的神经与之伴行，这些肌皮穿支血管被看作一个庞大的肋间穿支系统，肋间动脉包括一支较粗大的肋间后动脉和两支较细小的肋间前动脉。其前者来源于胸主动脉，后者来源于胸廓内动脉和肌膈动脉，两者互相吻合，而且可分为前部、后部和外侧肋间穿支血管3个区域。

2004年，比利时根特大学医院整形外科Hamdi等报道了肋间动脉穿支（intercostal artery perforator，ICAP）皮瓣技术可作为乳腺癌乳房再造的备用选择。2008年，Hamdi团队再次报道肋间动脉外侧穿支皮瓣技术可以用来解决乳房大面积缺损修复的问题。

肋间动脉外侧支穿支来源于肋间动脉肋间段，一般位于第4～8肋间，多数出现在第6肋间，在距离背阔肌前缘平均2.5～3.5 cm处穿出，其所支配的皮瓣可进行180°旋转，但肋间动脉外侧穿支皮瓣技术用于乳房再造可能引起胸壁疼痛、胸廓变形等。

（二）手术设计

采用多普勒超声定位好优势肋间动脉外侧穿支血管在肌肉及皮肤的穿出点及走行位置；将已定位好的穿支作为轴心点，根据术中需要设计成横型、斜型或垂直型皮瓣，前可到乳房外侧皱襞，后可到肩胛线，上、下界的宽度以6.0～8.0 cm为宜，但有报道称皮瓣瓣部最大可达14.0 cm×35.0 cm。

（三）手术步骤

（1）前哨淋巴结活检及肿物切除可参考前面章节内容，不再赘述。

（2）皮瓣获取：沿标记线切开皮瓣周缘，由远及近在深筋膜浅层分离并掀起皮瓣；要注意的是，为避免切断皮肤穿支，裸化血管蒂部应至穿出点前即可。

（3）瘤腔修复：皮瓣去除表皮后，通过皮下隧道将皮瓣旋转转移至缺损处，再将皮瓣调整塑形后缝合固定于缺损区域。

三、带蒂腹壁上动脉穿支皮瓣技术的概述、手术设计及手术步骤

（一）概述

腹壁上动脉系胸廓内动脉的分支之一，此动脉向下进入腹直肌鞘内，在腹直肌后方分支至腹直肌，并发出粗大穿支，且主要集中在位于腹部中线旁2.0~6.0 cm、剑突下10.0 cm以内的区域。

1984年，Boyd等通过染料注射、解剖和钡射线检查等方法，首次报道了上腹壁血管及其支配范围。2005年，美国Hallock提出了腹壁上动脉穿支（superior epigastric artery perforator，SEAP）皮瓣可用于修复胸部缺损。2014年，Hamdi等学者报道了应用腹壁上动脉穿支皮瓣修复乳房部缺损的成功经验。2015年，美国Kundu等学者报道了带蒂腹壁上动脉穿支皮瓣给临床医生提供了一种新的乳房再造方法。

（二）手术设计

首先，用多普勒超声定位好优势腹壁上动脉穿支血管在肌肉及皮肤的穿出点及走行位置；其次，将已定位好的穿支作为轴心点，一般设计为楔形皮瓣，上界可达乳房下皱襞，下界在肋弓下缘，尖端可达腋中线。

（三）手术步骤

（1）前哨淋巴结活检及肿物切除同前，不再赘述。

（2）皮瓣获取：切开皮瓣上缘直至深筋膜浅面，将皮瓣轻轻掀起，沿该层次向下分离，大多在腹直肌腱划处发现优势穿支，多在穿支穿出点周围切开深筋膜，在肌肉内分离肌纤维，继续向头侧方向分离1.0~3.0 cm，可循至腹壁上动脉主干，其蒂部可长达7.0 cm。

（3）瘤腔修复：皮瓣去除表皮后推进至缺损区域，调整塑形后缝合固定。

四、带蒂胸背动脉肌皮穿支皮瓣技术的概述、手术设计及手术步骤

（一）概述

1995年，Angrigiani等学者首先报道了应用胸背动脉穿支（thoracodorsal artery perforator，TDAP）皮瓣覆盖躯干和肢体创面进行软组织重建。2006年，杨大平等学者报道了胸背动脉发出3～6支肌皮穿支血管供应皮肤，其中口径最大的胸背动脉穿支起源于外侧支，多位于腋后皱襞下6.0～8.0 cm，而从外侧支发出的穿支可多达3条，每间隔1.5～4.0 cm发出1条穿支，每条穿支斜行3.0～5.0 cm穿过肌肉达皮肤，穿支动脉口径为0.3～0.6 mm，均有2条伴行静脉。临床应用胸背动脉穿支皮瓣技术6例，皮瓣最大面积为20.0 cm×12.0 cm，最小为15.0 cm×8.0 cm。同年，许扬滨等报道了不带背阔肌的胸背动脉穿支皮瓣技术的设计和应用。2014年，意大利Santanelli等报道了应用胸背动脉穿支皮瓣技术为中小乳房的患者进行保乳，为乳房再造提供了另一种替代方案。

文献报道有2种解剖标志可帮助胸背动脉肌皮穿支定位。第1种解剖标志由Angrigiani等学者报道：穿支点位于腋后皱襞下8.0 cm和背阔肌外缘2.0 cm处，来源于胸背动脉降支。第2种解剖标志由美国Heitmann等报道：穿支点位于肩胛骨尖端下3.0～6.0 cm、背阔肌外侧游离缘往内1.0～4.0 cm的区域，来源于胸背动脉降支或者水平支。

（二）手术设计

首先，用多普勒超声定位好胸背动脉肌皮穿支血管在肌肉及皮肤的穿出点及走行位置；其次，将已定位好的穿支作为中心，一般设计为梭形皮瓣，上界可至腋动脉搏动处，后界可至脊柱前缘，前界可至胸大肌外侧缘，下界可至第12肋。

（三）手术步骤

（1）前哨淋巴结活检及肿物切除同前，不再赘述。

（2）皮瓣获取：沿标记线处切开皮肤和皮下，分离出背阔肌前缘，在

其内侧深面2.0~3.0 cm处可以见到胸背动脉、静脉并小心分离，然后切取腋后皱襞下6.0~8.0 cm处为中心的穿支血管周围肌蒂。保留少许肌蒂与皮瓣相连，其余部位仅切取皮瓣，携带适合的1条第5~8肋间神经外侧皮支。

（3）瘤腔修复：皮瓣去除表皮后，通过皮下隧道将皮瓣旋转转移至缺损处，再将皮瓣调整塑形后缝合固定在缺损区域。

第五节 手术总结

2003年，加拿大Geddes等学者认为，切取穿支皮瓣移植的供区应具备4个基本条件：①术前能预知该供区存在恒定的血管供应（解剖资料、术前多普勒超声探测，有条件者加做计算机体层血管成像检查）；②至少存在1条较大的穿支血管，动脉穿过深筋膜后其口径≥0.5 mm；③向深层解剖分离能够获得足够的穿支血管蒂长度；④供区皮肤拉拢、直接缝合后没有过大的张力。

通过回顾性分析本中心大量的临床病例，认为侧胸壁穿支皮瓣可以看作一个整体来运用，因为由于穿支血管解剖位置易移位及动脉、静脉缺如，很容易导致某一特定穿支血管无法为皮瓣进行血供，但通过对这些穿支血管进行"混搭"，比如胸外侧动脉缺如仅有静脉，此时我们可以继续往下游离肋间动脉外侧穿支、胸背动脉穿支与胸外侧静脉进行组合，为皮瓣进行血供。

一般而言，保乳手术优先考虑的是用胸外侧动脉穿支皮瓣，其次可考虑肋间动脉外侧穿支皮瓣及腹壁上动脉穿支皮瓣。若在手术当中探查发现上述血管穿支出现缺如或者分离过程中出现损伤，胸背动脉穿支皮瓣则是患者最后的"救命稻草"。因为侧胸壁穿支皮瓣保乳技术所依赖的穿支血管解剖位置较恒定，血管蒂较长，且皮瓣可携带的组织容量能提供足够宽的皮肤和皮下组织,可修复乳腺任一象限的缺损及胸壁缺损。此外,我们在做前哨淋巴结活检或者腋窝淋巴结清扫时,提倡尽可能多地保留穿支血管,这样可以保障在手术当中有更多样化的选择。

通常,对于乳房内侧象限的缺损,利用容量移位法往往难以取得满意的效果,而运用穿支皮瓣(也就是容量替代法),可通过"接力"的方式,将外侧腺体分离并用于填充乳房内侧象限,再用穿支皮瓣填充外侧象限的缺损,这样不仅可以保证内侧象限的饱满度,还可以减少血管蒂过度扭转,降低损伤的机会。

总而言之,侧胸壁穿支皮瓣能运用到大多数早期乳腺癌的保乳实践当中,学习难度低、皮瓣易成活、供区并发症少且切口相对隐蔽。

第六节 真实案例

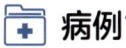 病例1

一、病情简介

患者陈某,女,40岁,因"发现左乳肿物2周"入院。查体:左乳6点方向可触及一大小约3.0 cm×1.6 cm的肿物,质硬;左侧腋窝未触及肿大淋巴结。

二、术前钼靶

双乳腺体呈C形,左乳多发结节,左乳晕下方见不规则高密度肿块,边界模糊,内有点状钙化,最大直径约为3.0 cm,距乳头约为2.0 cm(图16-2)。钼靶诊断为左乳BI-RAD 4C类。

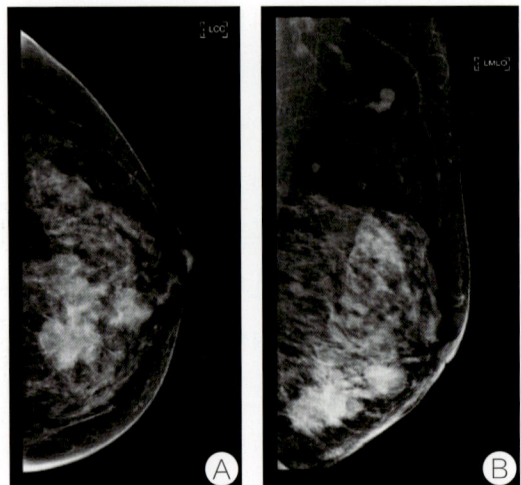

A：左乳轴位片。B：左乳斜位片。

图16-2　患者术前钼靶影像

三、术前彩超

患者术前乳腺彩超（图16-3）提示：①左侧乳腺6点方向近乳头有低回声结节（BI-RADS 5类）；②左侧腋窝未见肿大淋巴结。

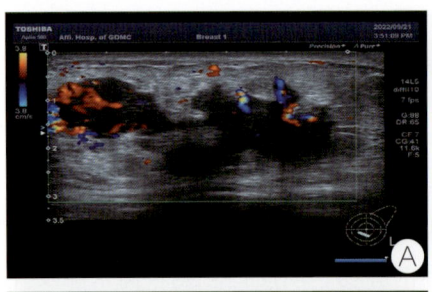 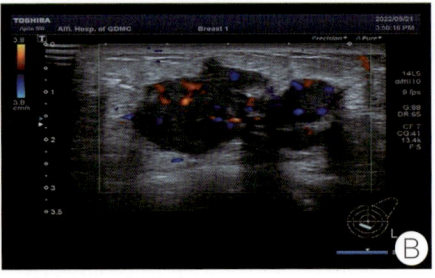

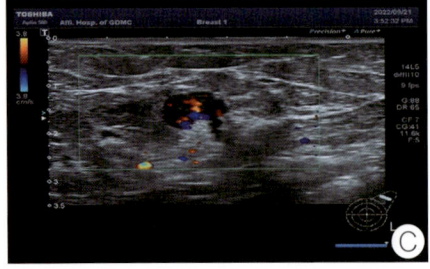

A、B：左乳6点方向结节血流成像图。

C：左侧腋窝淋巴结血流成像图。

图16-3　患者术前乳腺彩超影像

四、手术方式

左乳腺癌保乳根治术+肋间穿支皮瓣转移修复术+左侧腋窝淋巴结活检术。患者术中图片见图16-4。

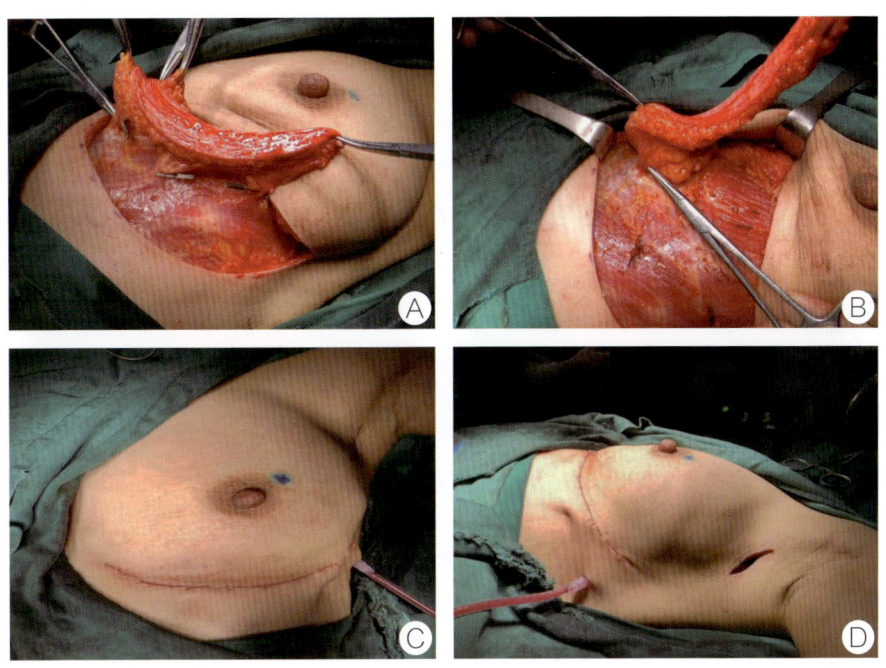

A、B：肋间穿支皮瓣获取。C、D：瘤腔修复。

图16-4 患者术中图

五、手术病理

（1）（左乳）非特殊型浸润性导管癌，癌灶最大直径约2.1 cm，Ⅲ级；未见明确的神经束侵犯；切缘组织未见癌。

（2）（左腋窝前哨）淋巴结见癌转移（0/4）。

（3）免疫组化：ER（80%，2+），PR（30%，3+），Her-2（阳性），Ki-67（约30%）。

六、诊断

左乳非特殊型浸润性导管癌（pT2N0M0 Ⅱa期，Luminal B2型）。

七、后续治疗

予TCb（多西他赛+卡铂）×6联合曲妥珠单抗靶向治疗+放疗，后续予内分泌治疗（OFS+AI）。

病例2

一、病情简介

患者袁某，女，50岁，因"发现右乳肿物20天"入院。查体：右乳12点方向可触及一大小约3.0 cm×1.6 cm的肿物，质硬；右侧腋窝可触及肿大淋巴结。

二、乳腺彩超提示

（1）右侧乳腺12点方向近乳头有低回声结节（BI-RADS 5类）。

（2）右侧腋窝可见肿大淋巴结。

三、手术方式

右乳腺癌保乳根治术+胸外侧穿支皮瓣转移修复术+右侧腋窝淋巴结清扫术。患者术中图片见图16-5。

四、手术病理

（1）（右侧）乳腺非特殊型浸润性癌Ⅲ级（腺管形成3分，核多形性3分，核分裂2分，总分8分），癌灶最大直径约2.8 cm；未见明确的神经、脉管侵犯；其余乳腺组织显示纤维囊性乳腺病伴纤维腺瘤形。

（2）右腋窝前哨淋巴结未见癌转移（2/4），余淋巴结未见癌转移。

（3）免疫组化：ER（约70%，2+～3+），PR（约80%，3+），Ki67（约30%），Her-2（3+，阴性）。

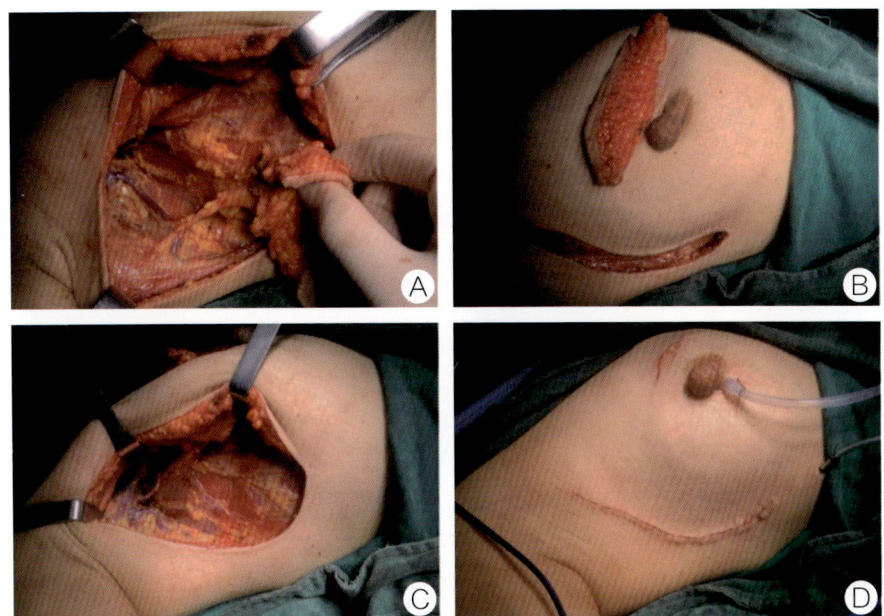

A：皮瓣分离。B：旋转皮瓣。C：胸外侧血管。D：缝合切口。

图16-5　患者术中图

五、诊断

右乳非特殊型浸润性导管癌（pT2N1M0 Ⅱb期，Luminal B2型）。

六、后续治疗

予TCb（多西他赛+卡铂）×6联合双靶治疗（曲妥珠单抗+帕托珠单抗）+放疗，后续予OFS+AI+奈拉替尼强化。

参考文献

[1] YANG D, KIM C, LEE W, et al. Usefulness of oncoplastic volume replacement techniques after breast conserving surgery in small to moderate-sized breasts[J]. Arch Plast Surg, 2012, 39（5）: 489-496.

[2] WEI C, JAIN V, SUOMINEN S, et al. Confusion among perforator flaps: what

is a true perforator flap? [J].Plast Reconstr Surg, 2001, 107（3）: 874-876.

[3]THOMAS P, GEDDES C R, TANG M, et al.The vascular basis of the thoracodorsal artery perforator flap[J].Plast Reconstr Surg, 2005, 116（3）: 818-822.

[4]GIUNTA R, GEISWEID A.Defining perforator flaps: what is really perforated? [J].Plast Reconstr Surg, 2002, 109（4）: 1460-1461.

[5]GEDDES R, MORRIS F, NELIGAN C.Perforator flaps: evolution, classification, and applications[J].Ann Plast Surg, 2003, 50（1）: 90-99.

[6]KOSHIMA I, SOEDA S.Inferior epigastric artery skin flaps without rectus abdominis muscle[J].Br J Plast Surg, 1989, 42（6）: 645-648.

[7]HALLOCK G.Direct and indirect perforator flaps: the history and the controversy[J].Plast Reconstr Surg, 2003, 111（2）: 855-866.

[8]张世民，徐达传，顾玉东.穿支皮瓣[J].中国临床解剖学杂志，2004，22（1）：32-33，35.

[9]胡滨成，姜均本，王銮波，等.胸外侧皮瓣的外科解剖（一个新的动脉皮瓣供皮区）[J].中华外科杂志，1981，19（8）：479-480.

[10]宋达疆，毛煌兴，李赞，等.侧胸带蒂胸外侧动脉穿支皮瓣的解剖观察及其在保乳术乳房重建中的临床应用[J].中华解剖与临床杂志，2020，25（1）：37-42.

[11]王砚东.胸外侧动脉与胸长神经的关系及对乳房血液供应的解剖研究[D].吉林：吉林大学，2007.

[12]HOLMSTROM H, LOSSING C.The lateral thoracodorsal flap in breast reconstruction[J].Plast Reconstr Surg, 1986, 77（6）: 933-943.

[13]WOERDEMAN A, SCHIJNDEL W, HAGE J, et al.Verifying surgical results and risk factors of the lateral thoracodorsal flap[J].Plast Reconstr Surg, 2004, 113（1）: 196-205.

[14]MUNHOZ M, MONTAG E, ARRUDA G, et al.The role of the lateral thoracodorsal fasciocutaneous flap in immediate conservative breast surgery reconstruction[J].Plast Reconstr Surg, 2006, 117（6）: 1699-1710.

[15]MCCULLEY J, SCHAVERIEN V, TAN K, et al.Lateral thoracic artery perforator（LTAP）flap in partial breast reconstruction[J].J Plast Reconstr Aesthet Surg, 2015, 68（5）: 686-691.

[16]陈天文，吴炅.穿支皮瓣在乳房重建中的应用[J].外科理论与实践，2010，15（5）：468-472.

[17]罗建国，王恩礼，戚海峰，等.带蒂胸外侧动脉穿支皮瓣修复乳房部分缺损[J].中华整形外科杂志，2021，37（7）：726-732.

[18]DANIEL K, TERZIS K, CUNNINGHAM M.Sensory skin flaps for coverage of pressure sores in paraplegic patients. A preliminary report[J].Plast Reconstr Surg, 1976, 58（3）: 317-328.

[19]于国中，劳镇国，刘均墀，等.侧腹部岛状皮瓣[J].中华整形烧伤外科杂志，1996，12（6）：403-406.

[20]RIKIMARU H, KIYOKAWA K, INOUE Y, et al.Three-dimensional anatomical vascular distribution in the pectoralis major myocutaneous flap[J].Plast Reconstr Surg, 2005, 115（5）：1342-1354.

[21]HAMDI M, LANDUYT K, MONSTREY S, et al.Pedicled perforator flaps in breast reconstruction: a new concept[J].Br J Plast Surg, 2004, 57（6）：531-539.

[22]HAMDI M, SPANO A, LANDUYT V, et al.The lateral intercostal artery perforators: anatomical study and clinical application in breast surgery[J].Plast Reconstr Surg, 2008, 121（2）：389-396.

[23]JEON E Y, CHO K, YOON Y, et al.Angiographic analysis of the lateral intercostal artery perforator of the posterior intercostal artery: anatomic variation and clinical significance[J].Diagn Interv Radiol, 2015, 21（5）：415-418.

[24]BADRAN A, EL-HELALY S, SAFE I.The lateral intercostal neurovascular free flap[J].Plast Reconstr Surg, 1984, 73（1）：17-26.

[25]HAMDI M, LANDUYT K, FRENE B, et al.The versatility of the inter-costal artery perforator（ICAP）flaps[J].J Plast Reconstr Aesthet Surg, 2006, 59（6）：644-652.

[26]ACARTÜRK T O.Lateral intercostal artery perforator-based reverse thoracic flap for antecubital reconstruction[J].J Plast Reconstr Aesthet Surg, 2008, 61（11）：e5-e8.

[27]PRASAD V, MORRIS F.Propeller DICAP flap for a large defect on the back-case report and review of the literature[J].Microsurgery, 2012, 32（8）：617-621.

[28]KERRIGAN L, DANIEL K.The intercostal flap: an anatomical and hemodynamic approach[J].Ann Plast Surg, 1979, 2（5）：411-421.

[29]陈明华，曾昂.带蒂穿支皮瓣在乳房再造术中的应用[J].中国癌症杂志，2017，27（8）：626-633.

[30]TAYLOR G I, PALMER J H.The vascular territories（angiosomes）of the body: experimental study and clinical applications[J].Br J Plast Surg, 1987, 40（2）：113-141.

[31]TAYLOR.The angiosomes of the body and their supply to perforator flaps[J].Clin Plast Surg, 2003, 30（3）：331-342.

[32]ZIEGLER K, SCHMIDT M, HUEMER G M.A pedicled superior epigastric artery perforator（SEAP-）propeller flap for 2-cavity reconstruction after oncologic rib resection[J].Microsurgery, 2011, 31（4）：335-336.

[33]SCHMIDT M, TINHOFER I, DUSCHER D, et al.Perforasomes of the upper abdomen: an anatomical study[J].J Plast Reconstr Aesthet Surg, 2014, 67

(1): 42-47.

[34]BOYD J B, TAYLOR G I, CORLETT R.The vascular territories of the superior epigastric and the deep inferior epigastric systems[J].Plast Reconstr Surg, 1984, 73(1): 1-16.

[35]HALLOCK G.The superior epigastric (RECTUS ABDOMINIS) muscle perforator flap[J].Ann Plast Surg, 2005, 55(4): 430-432.

[36]HAMDI M, CRAGGS B, STOEL A, et al.Superior epigastric artery perforator flap: anatomy, clinical applications, and review of literature[J].J Reconstr Microsurg, 2014, 30(7): 475-482.

[37]KUNDU N, CHOPRA K, MORALES R, et al.Superior epigastric artery perforator (SEAP) flap: a novel approach to autologous breast reconstruction[J].J Plast Reconstr Aesthet Surg, 2015, 68(4): 519-524.

[38]ANGRIGIANI C, GRILLI D, SIEBERT J.Latissimus dorsi musculocutaneous flap without muscle[J].Plastic and Reconstructive Surgery, 1995, 96(7): 1608-1614.

[39]杨大平, 唐茂林, SteveF.Morris, 等.胸背动脉穿支皮瓣的解剖研究和临床应用[J].中国临床解剖学杂志, 2006, 19(3): 240-242.

[40]许扬滨, 向剑平, 刘小林, 等.不带背阔肌的胸背动脉穿支皮瓣的设计和应用[J].中华显微外科杂志, 2006, 29(5): 335-337.

[41]SANTANELLI F, LONGO B, GERMANO S, et al.Total breast reconstruction using the thoracodorsal artery perforator flap without implant[J].Plast Reconstr Surg, 2014, 133(2): 251-254.

[42]HEITMANN C, GUERRA A, METZINGER W, et al.The thoracodorsal artery perforator flap: anatomic basis and clinical application[J].Ann Plast Surg, 2003, 51(1): 23-29.

[43]ADLER N, SEITZ A, SONG D H.Pedicled thoracodorsal artery perforator flap in breast reconstruction: clinical experience[J].Eplasty, 2009, 9: e24.

[44]王旭东, 巫文强, 王文刚, 等.带肋间神经外侧皮支的上侧胸部穿支皮瓣的临床应用[J].中华显微外科杂志, 2016, 39(4): 380-382.

[45]GEDDES R, MORRIS F, NELIGAN C.Perforator flaps: evolution, classification, and applications[J].Ann Plast Surg, 2003, 50(1): 90-99.

（编者：邱璞　审校：黄胜超）